国家癌症中心肿瘤专家答疑丛

U0965934

结直肠癌

患者护理与家庭照顾

（第2版）

主　编　郑朝旭

中国协和医科大学出版社
北　京

图书在版编目（CIP）数据

结直肠癌患者护理与家庭照顾 / 郑朝旭主编. -- 2版. -- 北京：中国协和医科大学出版社, 2024.6

（国家癌症中心肿瘤专家答疑丛书）

ISBN 978-7-5679-2412-3

Ⅰ. ①结… Ⅱ. ①郑… Ⅲ. ①结肠癌－护理 ②直肠癌－护理 Ⅳ. ①R473.73

中国国家版本馆CIP数据核字（2024）第092807号

主　　编　郑朝旭

责任编辑　李元君　杨雪娇

封面设计　邱晓俐

责任校对　张　麓

责任印制　黄艳霞

出版发行　**中国协和医科大学出版社**

（北京市东城区东单三条9号　邮编100730　电话010-65260431）

网　　址　www.pumcp.com

印　　刷　北京天恒嘉业印刷有限公司

开　　本　710mm×1000mm　1/16

印　　张　13.75

字　　数　163千字

版　　次　2024年6月第2版

印　　次　2024年6月第1次印刷

定　　价　59.00元

编委会名单

编者名单

主　　编　郑朝旭

副 主 编　聂红霞

编　　者　（按姓氏笔画排序）

于　恬　于洪霞　王　宇　王培培　乔涌起
任夏洋　刘　申　刘　妍　刘金英　刘恒昌
闫　旭　闫加庆　安　阳　李国辉　张　怡
张玉君　张金辉　周　超　周海燕　郑　薇
郑朝旭　胡文娟　侯文运　聂红霞　贾　贝
贾俊颖　高红霞　曹少木　谭　微

学术秘书　于洪霞　胡文娟

第2版前言

癌症是严重威胁人类健康的疾病。预防癌症、战胜癌症是医疗卫生机构和专家学者的使命与责任，也是广大人民群众特别是癌症患者和家属的希望与期盼。

2013年，为了科普宣传癌症防治知识，提高社会公众癌症防治意识，更主要的是帮助癌症患者和家属答疑解惑，我们编写了“国家癌症中心肿瘤专家答疑丛书”（以下简称“丛书”）。希望这套书能在预防、治疗、护理和康复上给予患者专业性的指导，以此帮助患者及其家属以科学的态度勇敢地面对疾病，与医务工作者共同努力战胜疾病。

丛书出版之后，受到了广大读者的欢迎。10多年来，癌症防治工作已经取得了长足进步，尤其是在一些肿瘤的临床治疗手段以及肿瘤照护方法等方面都有了新的进展，我们也不断收到读者、患者和家属的积极反馈，希望能不断更新癌症防治知识。

为此，丛书编委会决定对丛书进行修订。对丛书中涉及的诊断、治疗、营养、用药、康复知识进行了全面的更新迭代，力争站在科学最前沿，保证肿瘤防治知识的专业性、科学性和权威性。同时在文字表述上继续采用更加通俗易懂的语言，让大众更容易读懂和接受。

癌症防治任重道远。希望丛书能够帮助患者和家属更好地应对癌症，熟悉治疗和康复的每一个环节，全方位地为患者提供一份有益的指南和支持，增加患者战胜疾病的信心，从而能够更从容地重建生活、融入社会。

我们相信，随着医学科技不断进步，治疗手段不断创新，在不久的将来，癌症防治水平将得到更大的提升，健康中国的宏伟蓝图一定能够实现。

丛书编委会

2024年3月

前言

由于癌症已经成为我国常见病、慢性病，有关癌症的预防、治疗和康复等问题涉及越来越多的人群，人们希望得到相关的专业知识，以降低癌症对健康的威胁，减轻癌症对患者身体的损害，尤其是患者及其亲属更希望能够提高治疗效果，使患者早日康复。对于治疗中、治疗后的患者，在与癌症长期的斗争中如何给予他们更多的帮助，是在战胜癌症过程中贯穿始终的重要问题。长期持续的护理、细心科学的照顾，对提高癌症患者的治疗效果、尽早康复或带瘤生活都发挥着积极有效的作用。为此，我们编写了这套丛书，希望能够帮助患者及亲属掌握一些专业知识和技能，为患者在日常工作、居家生活时进行科学有效的服务。

“国家癌症中心肿瘤专家答疑丛书”（以下简称“丛书”），是专门应对癌症治疗和侧重于癌症护理的科普读物。由中国协和医科大学出版社于2014年出版的“国家癌症中心肿瘤专家答疑丛书”——《应对×癌专家谈》，共18个分册，主要侧重于癌症的临床治疗、康复和预防。继而国家癌症中心再次组织肿瘤专家编写了新的分册——《×癌患者护理与家庭照顾》，包括鼻咽癌、喉癌、甲状腺癌、肺癌、食管癌、乳腺癌、胃癌、结直肠癌、膀胱癌和宫颈癌，共10个分册，主要侧重于癌症患者的护理、照顾与膳食。《×癌患者护理与家庭照顾》比较系统地介绍了癌症检查、治疗、康复过程中的护理知识，以及家庭亲友如何对癌症患者进行更加专业的照顾，是对《应对×癌专家谈》的补充和完善。《应对×癌专家谈》侧重于医疗方面，《×癌患者护理与家庭照顾》侧重于护理方面。

新编分册包括肺癌等十种疾病，每种疾病内容独立成册。编者根据临床工作中患者、患者亲属常常提出的问题，设置了治疗与护理篇、营养与饮食篇、用药篇、心理帮助篇、功能康复篇、日常生活与复查篇等六个部分。丛书以问答形式与读者交流，读者通过目录查找到问题后，就可在书中找到答案。由于对患者护理、照顾的基本原理的一致性和方式上有许多相通，所以不同单册书中的内容也有相同部分，但对于不同癌症的不同治疗护理、照顾都在每一册书中进行了详尽介绍。合理的营养与膳食对增强患者机体的抵抗能力、完成治疗方案、提高治疗效果发挥着重要的作用。根据读者的需求，丛书中的营养部分为患者提供了一些常用的食谱，供患者参考选择。癌症，无论对患者本人还是对于患者家庭都是信心和意志的一个考验，因此，在治疗康复过程中，不可忽视的重要内容是将不断坚定战胜癌症的信心、增强与疾病斗争的意志，作为一项治疗内容同步进行。丛书中的“心理帮助篇”，希望为患者提供一些心理疏导，对患者改善心理状态有所帮助，真诚地希望患者能够尝试书中介绍的方法，积极应对疾病。

丛书的编者是国家癌症中心长期从事一线工作的医生、护士和药学、营养及其他专业的医务工作者，他们将专业知识与实践中积累的经验相结合，秉承科学、严谨、专业特点突出的原则，对丛书的内容、文字反复提炼、细心修改，力求实用、通俗易懂，能够给予读者最实际的指导和帮助。在丛书的编写过程中，编写者都是在繁忙的工作之余，抽出休息时间进行创作，尤其编者中许多是从事护理工作的骨干，她们在每天24小时倒班的空隙中挤出时间按时完成书稿的编写，充分表达了她们对患者的真挚爱心。刘金英老师承担了“营养与饮食篇”的编写，精益求精反复修改；李国辉主任组织编写了“用药篇”，编者们用十个月的时间便完成了全部书稿的编写，通过此书将医疗护理工作从医院延伸到了社会、家庭。在此，对他们辛勤的付出表示诚挚的感谢。非常感谢首都医科大学的杨芳宇教授，应邀编写了“心理帮助篇”，运用心理学原理给予患者帮助。在丛书编写过程中，策划编辑张平主任，建立微信群、收发书稿，全方位联系参编部门及人员，并参与了公共部分内容的修改，在每一个环节上都付出了艰辛劳动，对她为本套丛书出版做出的贡献致以衷心的感谢。丛书顺利与读者见面，还要感谢中国协和医科大学出版社吴桂梅主任带领的编辑团队，是她们的工作将丛书尽快送到了读者的手中。

作为科普读物，丛书在内容的收集、语言的使用等方面还存在着许多不足，敬请读者多提宝贵意见。

最后，为了更加美好的明天，我们将永不言弃。

丛书编委会

2016年10月

目录

一、治疗与护理篇

二、营养与饮食篇

三、用药篇

五、日常生活与复查篇

六、肿瘤患者谈抗癌

一、治疗与护理篇

（一）外科治疗及护理

1. 结直肠癌的治疗方式有哪些？

结直肠癌的治疗与其他肿瘤一样，一般治疗方法包括手术、化疗、靶向治疗以及免疫治疗。近年来兴起的生物治疗（免疫治疗、基因治疗等）可能在未来会发挥越来越大的作用，但目前其疗效尚待进一步的研究证实。中医中药也可发挥一定的辅助治疗作用。

2. 手术后伤口如何观察和护理？

拆线后，伤口表面敷料无渗液、渗血，2～3天后即可揭除敷料。如有渗液、渗血或伤口处有疼痛等异常症状，需到医院就诊。腹带使用时间通常为术后2周。

3. 手术后洗澡可以用沐浴露或者香皂吗？

一般伤口愈合良好，无红肿、疼痛、化脓等，拆线后7～14天就可以洗澡了。洗澡时需注意水温适宜，可以用沐浴露和香皂，但不要用力揉搓伤口，伤口局部浸泡时间不应过长，建议采用淋浴的方式，避免盆浴。其次，要看患者身体恢复情况，体质弱的患者洗澡时需有人陪伴，且时间不宜过长。

4. 伤口有渗液怎么办?

伤口缝合完成后，在愈合过程中可能会有少量渗液，这是正常的。但当伤口出现脂肪液化或感染时，渗液量会明显增加，甚至局部伤口伴有红、肿、热、痛症状。因此，如果伤口渗液很少，可局部消毒，更换表面的敷料；但如果渗液量大，且伴有红、肿、热、痛，应及时联系医生，对伤口进行处理。

5. 为什么伤口周围有麻木感?

大部分患者在进行手术后，伤口周围会有麻木、感觉异常，这是常见的现象。因为皮肤的切口，会导致控制皮肤感觉的皮神经损伤，这种情况会存在一段时间，过后会逐渐减轻或消失，不用太过于担心。

6. 为什么伤口周围会瘙痒?

手术切口的恢复期，切口周围通常会出现发痒或蚂蚁在爬的感觉，这是因为皮肤组织在增生，也就是我们日常所说的“长肉”现象。这个时候的伤口不要接触水，也不能用手抓挠，尽量避免感染。

7. 伤口红肿怎么办?

伤口的红肿主要有两种情况，一部分是因为患者在术后对缝线产生组织排异反应引起的，无需特殊处理；另一部分是由于局部存在感染，需要医生进行处理。无论是哪种情况，都需要请做手术的外科医生查看一下伤口情况，再决定是否需要进行处理。

8. 伤口化脓怎么办？

患者在发现伤口化脓后首先不要惊慌，并尽快就医。对于一些症状较轻的化脓伤口，医生通常以生理盐水冲洗伤口，清除影响伤口愈合的脓液，在清理后使用碘伏进行消毒。同时可在医生的指导下，口服一些抗感染的药物进行治疗。

9. 伤口长得慢怎么办？

外科手术后伤口愈合不佳是常见的并发症，这与很多因素有关，例如肥胖、高龄、营养不良、缝合技术欠佳、局部感染、糖尿病等。通常我们针对此问题的处理原则是进行伤口换药。这需要由专业的外科医生来处理，在处理过程中尽量保持伤口清洁，引流通畅；同时还要注意控制血糖、加强营养。如果局部伴有感染，还需要进行抗感染治疗。总之，伤口愈合不佳在外科术后的并发症中属于比较轻微的，但其处理需要一定的时间和耐心。

10. 肛门伤口一般多长时间能愈合？

大约需要1个月的恢复时间。如果患者有糖尿病，则肛门伤口愈合时间会有一定的延长。

11. 肛门伤口已愈合能下蹲吗?

肛门伤口愈合后可以慢慢练习下蹲动作，建议从浅蹲开始，每天上下午各练习1次，每次3～5分钟，慢慢过渡到深蹲。以身体无不适为佳，如在练习过程中感到不适，则应立即停止练习。

12. 肛门有伤口怎么坐浴?

坐浴前需准备好坐浴架、坐浴盆、40～45℃热水、毛巾、夜用卫生巾等物品。先将坐浴盆放置在坐浴架下面，臀部坐在坐浴架上，让热水的蒸汽对肛门伤口周围熏蒸5分钟；之后水温在37～39℃时，将坐浴盆放在坐浴架上，臀部坐在坐浴盆里，让热水浸泡10分钟左右；在坐浴结束后，用水洗净伤口和臀部，擦干水分，内裤上垫好卫生巾穿上，完成坐浴。注意水温不要太热，避免烫伤；坐浴盆用前要清洁，可用热水烫一下，保持坐浴卫生。

13. 怎样向医生描述疼痛?

疼痛是一种令人不快的主观感受，患者只有正确地将这种不适的感受描述出来，才能有利于帮助医生做出正确的判断。可以从以下几个方面向医生描述疼痛。

（1）描述疼痛的部位：哪里疼痛？哪里疼痛最明显？是否伴随有其他部位的疼痛？疼痛的部位是否会发生变化？

（2）描述疼痛的性质：是持续疼痛还是间歇疼痛？是钝痛还是锐

痛？什么时候最痛？哪些因素可以使疼痛缓解或加剧？

（3）描述疼痛的程度：是轻度疼痛，可以忍受，不影响正常生活；中度疼痛，不能忍受，需要服用镇痛药物，睡眠也受到干扰；重度疼痛，疼痛剧烈，不能忍受，睡眠严重受到干扰。

14. 使用拉皮器固定的手术伤口，回家后应该如何护理？

部分患者出院的时候还没有到拆除拉皮器的时间，因此，会带着拉皮器回家。回家后，应尽量保持伤口清洁、干燥，减少出汗。等到术后第10天（一般来讲腹部伤口愈合时间为10天），可自行去除伤口表面的敷料，然后按照与伤口平行的方向将拉皮器的胶粘带揭起即可。拆除拉皮器3天之后就可以进行淋浴了，但要避免用力搓揉伤口，对伤口进一步保护。

15. 手术后一般多长时间拆线？

一般而言，结直肠癌患者的腹部切口可在6～7天愈合，正常情况下，术后7～10天可进行拆线。对于年老、贫血、低蛋白血症及合并糖尿病的患者，手术切口愈合时间会长一些，医生将根据患者情况适当延长拆线时间。术后要注意伤口的卫生清洁。

16. 手术后腹带应该使用多久？

结直肠癌患者一般在术后7天对手术切口进行拆线，由于伤口仍比较脆弱，还需要继续通过覆盖敷料、腹带打紧等方式直至手术切口完全愈合，而整个过程一般来讲大概需要15天左右。

17. 手术后什么时间开始下床活动?

在病情稳定的情况下，患者需尽早下床活动，以减少并发症，如肺不张、坠积性肺炎、深静脉血栓等，同时能促进肠蠕动，减少术后腹胀。术后早期活动需在护士指导下进行，一般为：术后第1天，可在床上活动（握拳、松拳、抬脚运动、踝泵运动每次20～50下，每日3～5次）；术后第2～3天，无头晕等不适的情况，可下床活动（床边坐椅子、站立、适量行走）；术后第4～5天，可离床活动（家属陪同下走廊行走）。下床活动，要根据自己体质、病情而定，活动需循序渐进。需要特别注意的是，活动过程中如果患者感觉眩晕，应让其平卧，待症状缓解后，间隔几个小时再下床。下床活动以患者不感到疲倦为宜，切忌疲劳作战。

18. 手术后如何下床活动?

下床活动三部曲——坐1分钟、床旁坐1分钟、站1分钟。

坐1分钟：协助患者坐起，或将床头摇高至60°使患者坐起。

床旁坐1分钟：将引流袋别于上衣衣角；检查引流管，保持引流管无打折、牵拉，引流液颜色正常；协助患者将腿垂于床旁坐立。

站1分钟：协助患者床旁站立。

19. 下床活动时需要注意什么？

（1）下床前评估有无身体不适，确保患者身体状况良好。

（2）下床前应检查引流管，确保引流管无打折、脱出、固定完好、引流液颜色正常。

（3）将引流袋固定在衣服上，固定位置要低于置管位置。不要由陪伴人员拿引流袋，以防发生脱管。

（4）下床活动应有人陪伴，活动时注意观察引流管情况，防止管路打折。注意观察引流液的颜色和引流量。

（5）不要穿拖鞋，防止跌倒。

（6）根据自己的病情和体力，逐渐增大活动量，逐渐扩大活动范围。

20. 什么是下肢深静脉血栓？

下肢深静脉血栓是常见的周围血管疾病，下肢深静脉血栓导致的静脉功能不全将影响患者的生活。影响下肢深静脉血栓形成的危险因素是血流缓慢、静脉壁的损伤和血液高凝状态。严重时，下肢深静脉血栓还可以向心性延伸至下腔静脉，血栓从静脉壁脱落，游走至肺脏，阻塞肺部血管，形成肺栓塞，威胁患者的生命安全。

21. 肺栓塞的危害有哪些？

肺栓塞是血栓阻塞肺动脉引起肺循环和右心功能障碍的临床综合

征的总称。由于干扰循环和气体交换引起肺动脉和右心室压力增加，最终导致右心衰竭而诱发心搏骤停。以心搏骤停、休克、晕厥、严重呼吸困难，以及难以纠正的低氧血症为临床表现，致死率相当高。肺栓塞是导致外科手术患者死亡的最主要的原因之一，大多数肺栓塞的起因是下肢深静脉血栓形成。因而，早期重视预防，科学规范管理对降低病死率、改善预后有很大帮助。

22. 如何预防下肢深静脉血栓的发生？

①在病情允许的情况下尽早下床活动；②戒烟、戒酒，平衡膳食，控制体重、血糖、血脂，不宜久坐；③可使用各种器械和装置，如抗血栓袜、间歇充气加压装置、足底加压泵等，促进下肢静脉回流，减少血液淤滞；④在医生的指导下，根据患者病情应用药物预防。

23. 在卧床时，如何进行下肢活动，预防血栓发生？

卧床时，可在床上进行主动和被动运动，包括踝泵运动和股四头肌功能锻炼。

踝泵运动：①踝关节屈伸运动，在无痛感或感到微微疼痛的范围内，最大限度地向上勾脚尖，让脚尖朝向自己，保持3～5秒，以上动作为一组。双腿可交替或同时进行。②踝关节环绕运动，以踝关节为中心，做踝关节360°环绕。③每天3～4次，每次20～30组。运动频次可根据患者的活动耐受能力适当调整。

股四头肌功能锻炼：①绷腿锻炼，仰卧，绷直双腿，膝关节尽量伸直，大腿前方的股四头肌收缩，踝关节尽量背伸，保持10秒，再放松休息10秒，以上动作为一组，双腿可交替或同时进行。②抬腿锻炼，仰卧，伸直腿，抬高下肢至20cm左右高度，维持5秒，缓慢直腿放下，以上动作为一组，双腿可交替或同时进行。③以上运动每天3～4次，每次20～30组，实际运动频次可根据患者的活动耐受能力适当调整。

24. 抗血栓袜的作用有哪些?

抗血栓袜是一种梯度压力袜，它通过在足踝部位建立最高支撑力，促进下肢静脉血液回流，使腿部至心脏方向的压力逐渐递减，从而起到减少血流淤滞的作用。

25. 如何选择抗血栓袜的型号?

测量足踝部最小周径、小腿最大周径、腹股沟中点向下5cm部位大腿周径，或按照说明书要求测量相关形态指标。测量时患者宜处于站立位，不能站立者可采取坐位或平卧位。根据测量尺寸选择合适的型号，压力范围宜控制在15～21mmHg，松紧度以能伸进1指为宜。

26. 如何穿脱抗血栓袜?

穿抗血栓袜：将袜子外翻至脚后跟部，两手拇指撑开袜子，穿至脚后跟部位并做调整；向上翻转袜筒，拇指在内、四指朝外撑开袜筒，逐步以“Z”字形向上提拉。穿着后用手抚平并检查袜身，保持其平整性和完整性。

脱抗血栓袜：用手指沿袜筒内侧向外撑开，自上而下缓慢脱下。

27. 使用抗血栓袜应注意什么？

（1）应每天脱下抗血栓袜，进行皮肤、肢体的评估。若出现皮肤过敏、损伤等情况，应立即脱去抗血栓袜，并给予对症处理；若出现下肢肿胀、疼痛、瘙痒、麻木、皮温凉、足背动脉搏动减弱或消失等情况，应立即脱去抗血栓袜，评估下肢血液循环情况，测量腿围，并告知医生，确认是否需再次使用或更换不同尺寸的抗血栓袜。

（2）踝部、膝部和大腿根部等部位的抗血栓袜有褶皱时，应及时抚平。

（3）抗血栓袜有磨损或破损时，应及时更换。

（4）使用膝长型抗血栓袜时，不应过度上拉至膝盖以上。

（5）宜白天、夜间均穿戴，直到活动量恢复到疾病前水平。

28. 出院后还需要继续穿抗血栓袜吗？

需要。手术期间及术后一段时间内，患者需要穿着抗血栓袜，这是为了防止血栓。一般术后需要穿到3个月，以达到预防血栓的良好效果。

29. 手术后睡眠质量明显变差，应该如何应对？

患者在手术回家后，因为术后伤口的疼痛、心理的压力、生活状态的改变等都会引起睡眠质量的下降。建议患者术后回到家可以建立一个规律的生活习惯，如早上不赖床、午睡时间不宜过长或过晚，一般建议在饭后30分钟后再开始午睡，午睡时间控制在30～60分钟内；晚上可以养成定时上床睡觉的习惯，必要时可以遵医嘱服用一些镇静催眠的药物；在白天时可以进行适量的运动，睡前不喝茶或咖啡等提神的饮品，情绪不要剧烈起伏。

30. 手术后腹部皮肤没有感觉了，是怎么回事，能恢复吗？

结直肠癌患者手术后肚子上的皮肤没有感觉、伤口周围麻木、感觉异常，是因为皮肤的切口会导致控制皮肤感觉的皮神经损伤，这种情况会存在一段时间，过后会逐渐减轻或消失，是可以恢复的。神经功能的恢复需要较长的时间，无需特殊处理。

31. 出院后患者可以与家人、孩子亲密接触吗？

肿瘤不是传染性疾病，如果没有其他传染性疾病，出院后可以随时与家人和孩子亲密接触。恢复期间因免疫力低，建议患者尽量避免去人群密集场所。

32. 出院后患者需要注意什么？

手术是结直肠癌患者越过的治疗的第一座山峰，术后护理也非常关键，结肠癌手术的成功不仅依赖手术台上医生的努力，患者和患者家属也要确保术后养护到位，以巩固手术效果。出院后需要注意以下几点。

（1）饮食：结直肠癌术后消化道发生重建，在饮食方面需要特别注意。患者需要按照医嘱的饮食方法，逐步从流食→半流食→软食过渡到普通饮食，在食物的量和品种上，根据每个人的情况有所不同。

（2）要遵照医嘱定期复查。如有需要，根据不同病理分型和结果进行放、化疗。

（3）生活上要劳逸结合，保持良好的心情和身体状态，以增强患者的抵抗力。

33. 手术后多久可以上班?

手术后，一般可以完全休息3个月，但这不是固定不变的，何时上班以及是否可以和原来一样工作取决于术后身体状况和工作性质，基本上不感觉过于劳累就可以。基本原则是：术后伤口恢复良好，体力也基本恢复正常，能够胜任工作后就可以恢复正常工作了。

34. 出院之后可以和原来一样正常工作吗?

患者出院后是否可以和原来一样工作取决于术后身体状况和工作性质，如果身体可以，不感觉过于劳累，完全能够胜任原来的工作。

35. 手术后患者能做些什么运动?

进行适当的体育锻炼，可以改善患者的生活质量及机体免疫功能。身体活动和锻炼应根据个人能力和喜好而定。推荐散步、太极拳等幅度不大、力度较缓的运动。散步时应选择空气清新的地方，并以饭后、睡前的时间为宜，时间、距离以舒适为宜。太极拳有舒筋活血的作用，是非常有益于肿瘤患者康复的运动，但应避免剧烈活动。

36. 出院之后，还有必要吸氧吗？

患者出院后不必吸氧，但如果术后患者出现憋气、乏力、气短等情况时可适量吸氧。如果症状持续得不到缓解，应到医院及时就诊。

37. 出院后，发生便秘应该怎么办？

结直肠癌患者出院后发生便秘时，可以尝试以下方法：①多喝水，多吃蔬菜和水果，适当运动；②要养成定时排便的良好习惯，特别是饭后排便；③必要时可以根据医嘱服用缓泻药。结直肠癌患者禁止使用开塞露、肥皂水灌肠治疗。

38. 结直肠癌手术后，每天大便几次是正常的？

结直肠癌手术后大便每日3～5次都属于正常的状况，患者不必因此而过度恐慌，如有严重不适，及时到医院就诊即可。

39. 手术之后大便不成形正常吗？

属于正常情况，由于应激反应，会引起大便不成形的现象。患者应养成良好的排便习惯，即每天定时排便，不要等大便过于干硬才去排便。大便干硬会使排便不畅而使得肠内积存过多毒素，同时也会影响到术后伤口的恢复。

40. 手术后出现饭后腹胀怎么办?

建议患者应合理膳食、少食多餐，少食油腻食物和动物内脏，由于这些食物难以消化吸收，更需要患者戒烟、戒酒，腹胀严重时应遵医嘱服用药物治疗。

41. 引流管什么时候才能拔除?

结直肠癌术后的引流管通常指的是腹腔引流管，一般在术后5～7天，待引流液的量减少，且引流液的性状没有异常时，便可拔除引流管。具体拔除时间因人而异。放置腹腔引流管主要目的为引出腹腔内的积液以及观察腹腔内是否有出血和吻合口漏液的情况。一般在拔管前医生会根据伤口恢复及引流液的情况来决定是否拔管；有时也会做腹部B超检查，确定是否还有腹腔积液，如果没有，而且引流量较少的话，就可以拔除引流管了。

42. 在家如何护理引流管?

腹部手术术后往往会根据术中的情况放置1根或者几根引流管，这些引流管主要有两个作用：一是充当医生的“眼睛”，通过引流管的引流情况判断肚子里都发生了什么情况；二是引流，腹部手术之后往往会对腹腔进行冲洗，这些冲洗液无法在术中立刻吸出来，而且手术之后，身体还会自己分泌一些液体，也叫“渗液”，引流管可以将这些液体引出体外。

所以，对于引流管的第一个作用，如果患者术后恢复的时候，引流液有一些异常，比如略浑浊、发红等情况，但是此时无论是患者的自我感觉还是各项检查、化验指标都在正常或者可接受的范围内，这时患者可以带引流管出院，因为此时只需要观察引流液的变化，并及时与主管医生沟通，无论住院还是出院，若能达到同样的目的，就可以带管出院。

对于引流管的第二个作用，有些手术之后，由于创面比较大，渗液比较多，这些渗液是短期内无法迅速减少的，患者就可以带管出院，其间需要及时与主管医生沟通。患者带管出院在家护理需要注意以下几点：在家中，家属要协助“看好”这些“管子”：避免活动时打折、牵拉、脱出，引流袋放置的位置要低于置管的高度；观察记录引流液的流量及颜色；如出现引流量增多、颜色改变、体温升高或引流管周围皮肤红肿、疼痛等异常情况，应及时到医院就诊。

43. 手术回家后发热正常吗?

发热是机体常见的症状，发热的原因有可能是感染，也有可能是肿瘤或者是机体的炎症，同时机体组织的坏死重吸收也会导致发热。发热分为低热（37.4 ～ 38.0℃）、中热（38.1 ～ 39.0℃）、高热（39.1 ～ 40.0℃）、超高热（40.1℃以上）。手术之后由于切除组织、坏死物质吸收，有可能会导致一定程度的发热，如果术后体温控制在低热以下，没有超过38.5℃，则可以接受，不需要特殊处理。如果体温过高，超过38.5℃，需要寻找原因，请及时到医院就诊。

44. 发热到什么程度需要用退热药？

体温在37.5～38.5℃之间时，优先选物理方式降温，当体温升至38.5℃以上可以使用退烧药。对于一些有基础疾病的老年人或症状较重但体温未升至38.5℃的发热患者，如果出现精神萎靡或合并其他系统症状，请及时就诊，不可随意使用退热药。

45. 如何使用冰袋冷敷退热？

物理降温最常使用冰袋，使用冰袋时要先检查冰袋有无破损，检查患者冷敷部位皮肤有无破损，避免患者皮肤和冰袋直接接触，冰袋可用小毛巾包裹，或者隔有衣物；冰袋应放置在前额、腋窝、腹股沟等体表大血管处；冷敷时间不超过30分钟。随时观察冷敷处皮肤情况，确保局部皮肤无麻木、发紫、冻伤等。如有异常应立即停止冷敷，严重时应及时就医。复测体温应在撤去冰袋30分钟后进行。

46. 发热时为什么要保持口腔卫生？

发热时机体水分大量蒸发，唾液大量减少，口腔黏膜干燥，这种口腔环境十分利于病菌迅速繁殖，极易引起口腔炎、黏膜溃疡等口腔疾患，所以患者发热时还应特别注意保持口腔的卫生。

47. 中医治疗主要有什么帮助?

（1）放、化疗期间，可以改善副作用的影响：放、化疗期间，由于化疗药物的毒副作用，造成身体气血不足、脏腑损伤，中药在控制化疗后对骨髓抑制、减轻甚至解除消化系统反应、防治周围神经毒性、减轻放射性炎症等均有较大的疗效。

（2）手术后，预防复发、转移：中医治疗的重要原则是“扶正祛邪”，扶正是指固本培元，提高身体的免疫力；祛邪是指使用一些有一定毒性的抗癌中药，直接抑杀肿瘤，并通过辨证论治，改变身体的内环境，使得身体“土壤”不再适宜肿瘤生长，从而预防其复发、转移。

（3）缓解癌痛症状：中药可以减轻甚至控制癌性疼痛，并且相比于西医的镇痛药来说，中药的副作用较小。这对于癌症患者来说，无疑是一个好消息。

（4）康复阶段，提升免疫力，改善患者身体功能：包括患者饮食、睡眠等状况，如果患者吃得下、睡得好，那么心情自然会好转起来，对于抵抗疾病的信心自然而然地就提高了。

48. 如何预防癌症复发?

一些癌症术前的新辅助化疗，以及术后的辅助化疗都是降低复发率的治疗手段，但如何长期防止癌症复发，医学界尚无有效方法。那么癌症患者治疗后想要降低复发概率，则需要以提高免疫力为主要方向和目标。这其中包含两个方面：①通过调整生活方式，提高机体免疫力；②可以通过医学手段，增强免疫细胞数量、提高免疫细胞活性。具体包括但不仅限于：调整生活方式，提高机体免疫力。患者应该保持积极的心态和好心情，心理压力会导致免疫力降低，而良好的心态和好心情则会提升抵抗力；同时通过适当的锻炼与运动产生环腺苷，可抑制癌细胞生长，运动还可提升免疫力；也需要患者控制体重，并调节情绪，合理饮食，膳食以水果、蔬菜、全谷物、家禽和鱼类为主，少吃精致谷物、含高糖的、高脂肪酸的乳制品，以及红肉和加工后的肉类；最后，保持良好的生活习惯和充足的睡眠，不熬夜、不吸烟、不喝酒（烟酒均为致癌物），养成作息规律的好习惯。

49. 做了造口手术之后对患者的生活有什么影响呢？

造口术后初期患者会有很多地方感觉不适应。洗澡时，可用造口袋覆盖造口，用防水胶布贴在造口底盘的四周，也可以摘除造口袋，以淋浴方式来清洗身体及造口。不要用力擦洗造口或碰撞造口，可使用中性肥皂。造口术后半年即可恢复工作，避免重体力活动和撞击类运动如打篮球和踢足球。可正常参加社交活动。

50. 肠造口患者，在洗澡时应该注意什么？

肠造口使肠道黏膜突出在腹壁上，很多患者担心洗澡会影响肠造口。肠造口本身不是伤口，它的功能就是替代肛门排便。当手术后腹部伤口愈合后，就可以洗澡了，可以佩戴造口袋洗澡；也可以取下造口袋洗澡，将造口及周围皮肤彻底清洗干净，然后更换新的造口袋，不用担心水会流进造口，因为肠道具有排泄功能，水会被排出来。淋浴是最合适的选择，但长时间洗澡会影响造口袋底盘的黏性。由于肠造口黏膜没有感觉，在洗澡过程中一定要注意水的温度，以免烫伤造口黏膜。

51. 使用一件式还是两件式造口袋好呢？

造口袋用品分为一件式造口袋和二件式造口袋，开口型造口袋和闭合型造口袋。只要粘贴效果好，不漏便都可使用。每一种造口袋在设计上都有人性化和方便的地方，建议多尝试不同品牌、不同款式的造口袋，根据自身使用的体会和经济承受能力去选择适合自己的造口袋。

52. 带着造口袋还可以去游泳吗？

可以去游泳，游泳时应换上干净的造口袋，使用造口腰带保护造口袋，防止脱落。也可以在造口处使用造口栓，游泳衣以连身泳衣为宜。

53. 出院后，造口患者需要佩戴造口腰带吗？

造口腰带是固定造口底盘的，尤其是使用凸面底盘时必须使用造口腰带固定。如果使用的不是特殊底盘，可以不使用造口腰带，但活动、外出时可以佩戴造口腰带，以增强安全感。

54. 使用造口底盘时应注意什么？

造口底盘是贴在皮肤上起保护作用的。首先，使用时裁剪要合适，底盘剪裁大小应比造口根部大1～2mm就可以，不能过大也不能过小，过大露出皮肤易受大便的腐蚀，过小会压迫造口黏膜影响血运。剪裁后用食指指肚将剪裁好的底盘边缘多余的毛刺抚平，以免刺激造口黏膜增生；其次，粘贴时对准造口由下缘向上粘贴在造口周围皮肤上，将周围按压紧密；最后，揭除时，要一手按住皮肤一手由上向下轻轻揭除底盘，避免因暴力揭除而损伤皮肤。

55. 使用造口袋时应注意些什么？

造口袋是用来收集排泄物的，有多种样式和功能。最基本的类型在使用过程中要注意安装造口底盘上是否牢固；开口袋下方的开口是否夹闭；另外造口袋的容量有限，1/3满的时候就要倒掉排泄物，以免坠落。

56. 防漏膏、防漏条、可塑贴环，它们有什么区别？该怎样使用？

防漏膏和防漏条还有可塑贴环使用的是同一种材料，是一种用于填充造口底盘与皮肤的缝隙，防止排泄物渗漏损伤皮肤的附件产品。①防漏膏做成膏状，用于填平较浅的皮肤凹陷。使用时挤出少许如黄豆粒大小，放在不平的皮肤上，用湿的棉签抹平，之后粘贴造口袋，防止排泄物渗漏。用后拧紧瓶盖以免干涸。②防漏条做成条状，柔软有韧性如橡皮泥一样，用于填平较深的凹陷。随用随取，避免浪费。③可塑贴环可以灵活塑形，紧密贴合在造口周围，填平皮肤凹陷，在造口和底盘之间达到密封功能，减少排泄物渗漏。

57. 造口护肤粉是使用越多越好吗?

造口护肤粉有良好的吸收性，能够促进皮肤功能的恢复，用于出现皮肤问题的早期，如造口周围皮肤发红、发痒等。使用前应确保皮肤干爽，粘贴造口袋前必须把多余的浮粉掸去，在涂抹区使用皮肤保护膜，待晾干后粘贴造口袋。所以护肤粉适量即可，以免浪费。

58. 造口附件产品中的皮肤保护膜应该怎样使用?

皮肤保护膜有片状、棉棒状和液体状。液体状可直接喷洒于皮肤上，片状和棉棒状可涂抹在皮肤上。喷涂之后会迅速在皮肤表面形成一层保护膜，起到保护皮肤、隔离粘胶、减少便液刺激的作用。使用时皮肤需清洁、擦干，皮肤皱褶处应撑开充分接触；喷涂后要待干，之后再粘贴造口底盘。如大便失禁、伤口渗液过多时，需洗净擦干局部皮肤，喷涂保护膜，避免污物浸渍皮肤。另外，皮肤保护膜可以配合护肤粉使用。需注意的是：不可直接用在破损的皮肤上，保存时需远离火源，避免剧烈碰撞。

59. 造口附件产品的使用顺序是什么?

没有绝对的使用顺序，应根据造口的情况来判断顺序。如果需要使用时，一般来讲，先清洁皮肤、擦干、喷洒护肤粉、用棉签涂抹均匀，停留1～2分钟后将多余粉掸掉，之后涂抹皮肤保护膜、待干，之后观察造口周围，如果皮肤有不平整处可根据情况使用防漏膏、防漏条或可塑贴环。此时就可粘贴造口底盘了。

60. 对造口腰带过敏，怎么办?

不是所有底盘都要佩戴造口腰带，只有使用凸面底盘时才必须佩戴。如果使用造口腰带时皮肤不舒服可以缝制棉布套包在腰带上，这样皮肤会感觉舒适很多。

61. 造口患者什么时候需要扩肛? 应如何操作?

造口一般不需要扩肛，但要定期复查。如果需要扩肛造口治疗师或医生会告知。造口狭窄时需要造口扩肛。具体方法：扩肛时剪短指甲，戴上手套，在食指上涂石蜡油，或香油、食用油均可，食指缓慢插入造口至第2～3指关节处，停留5分钟，如果食指太粗就换成小指，以造口不出血为好。开始每日1～2次，7～10天后可隔日1次，半年后每周扩肛1次。

62. 更换造口底盘时需要晾晒皮肤吗?

更换造口底盘时不需要晾晒皮肤。底盘下的皮肤已经适应湿度和温度了，揭除底盘后可能会有一些轻微发红、发痒，过一会儿就恢复了。换上新的底盘后皮肤就好了。因此，不需要长时间晾晒皮肤。

63. 造口底盘溶解后需要修剪吗?

造口底盘溶解后不需要修剪。但要观察溶解的程度，如果溶解程度超过75%的粘贴面积就应更换造口底盘，否则皮肤就容易受损，底盘也会脱落。另外底盘溶解的粘胶，用纸巾可以擦掉，不需要刻意修剪。

64. 造口周围皮肤应怎样清洗?

造口周围皮肤非常娇嫩，不能使用各种有机溶液去擦拭，如碘酒、酒精等消毒液。这些有机溶液会使皮肤变薄、脆弱、敏感，易于受损。造口周围皮肤只用纯水湿巾或清水清洗就够了。在清洗造口周围皮肤时，使用水温35～37℃的清水，将专用小毛巾浸湿后稍拧干，可以使用中性肥皂，由外向内擦洗，最后还要把造口黏膜洗净。注意不要用力搓，清洁干净即可。擦干皮肤后粘贴新的造口底盘、造口袋。

65. 造口术后3个月可以做哪些锻炼?

造口手术后的锻炼是一个循序渐进的过程，患者应根据自己的体力逐渐增加运动量，但要注意严禁做增加腹压的活动或运动，如高尔夫球、网球、羽毛球、足球、篮球等需要猛烈用力的运动，也不适宜拿取较重的物品，咳嗽的时候需用力压住造口部位，以减轻腹压，人多的运动也不宜参与，避免互相碰撞导致造口受伤。可采取慢跑、快走、踢毽、爬山、太极拳等舒缓的运动方式来锻炼身体。

66. 造口底盘多长时间更换最好?

造口底盘的更换时间要根据自身的排便性状来决定。一般情况下，排稀便的时候1天或2天更换一次；大便成形的情况下，夏天2～3天更换一次，冬天5～7天更换一次。更换底盘时，应观察造口周围皮肤变化和底盘粘胶的吸收情况以调整更换时间。

67. 造口底盘黏胶会不会引起皮肤过敏?

造口底盘的黏胶是由含有一种果胶和羧甲基纤维素组成的，它是非致敏性的，大多数患者不会发生过敏。造口底盘有亲水性，可吸收肠液，使皮肤免受肠液的浸渍从而保护造口周围皮肤。

68. 造口周围皮肤发痒、发红怎样处理?

首先用清水彻底清洁造口周围皮肤，擦干水分，查看发红发痒的情况，判断原因。如果是因为排泄物腐蚀导致，则需要喷涂造口护肤粉，稍待片刻，将多余粉掸掉，涂抹皮肤保护膜，待干，根据造口情况使用防漏用品之后粘贴合适的造口底盘，同时要缩短造口底盘更换的时间。最后揭除底盘时要小心缓慢，保护好造口周围皮肤，避免再次损伤。如果是造口用品过敏引起，则需更换造口用品，同时请患者到造口门诊就诊。

69. 造口周围的小红肉是什么？为什么出血?

造口周围的小红肉是增生的肉芽组织，触之易出血，常由两个原因引起：①肠黏膜上的肉芽通常由于造口底盘剪裁过小，经常由摩擦肠黏膜的现象导致；②造口周围皮肤上的肉芽是因为长期有漏便现象，导致造口周围皮肤长期被大便浸渍，反复发炎而引起肉芽增生。

70. 造口黏膜出血怎么处理?

造口黏膜出血一般与以下几方面有关：①造口有过外伤，如摩擦、碰撞、清洗次数过多、清洗时用力过大或是使用的清洗布太过粗糙等原因造成肠黏膜损伤；②放疗或化疗损伤肠黏膜。发生了造口黏膜出血应该先咨询医生，检查凝血功能是否有问题，再去找造口治疗师，分析出血原因，根据不同情况会被给予相应的护理指导。

71. 造口周围出现刺激性皮炎该如何处理?

该处刺激性皮炎又称粪水性皮炎，由于粪便经常刺激而引起造口周围皮肤的糜烂。形成的原因：①造口底盘剪裁形状或大小不合适；②造口周围皮肤不平整；③排泄物腐蚀性强。建议：①分析原因，对症处理，皮肤炎症情况较轻时，彻底清洁皮肤，擦干后喷涂少量造口护肤粉，涂抹皮肤保护膜粘贴造口袋；②到造口门诊咨询。

72. 造口周围皮肤不平整怎么办?

造口周围皮肤不平整往往会出现大便漏出的现象。每个人的造口外观都不一样，不平整的部位也不一样，建议患者去看造口门诊，让专业的造口治疗师帮助分析原因，解决问题。

73. 造口回缩怎么处理?

造口回缩是造口术后并发症，常会引起造口周围皮肤不平整、大便漏出的现象。若造口低于皮肤水平表面0.5cm，需预防性应用造口凸面底盘并配合造口腰带；同时需要患者加强营养、合理饮食、适当运动，一定要控制体重，不能让体重在短时间内急速增长。出现造口回缩的现象请及时到造口门诊看诊，请造口治疗师给予个性化的处理意见。

74. 造口周围皮肤出现红疹怎么办?

造口周围皮肤出现红疹通常有三种情况：①湿疹；②过敏；③真菌感染。出现红疹后最好去综合医院的皮肤科就诊，检查是哪种情况，医生会根据不同情况针对性地使用药物进行治疗。

75. 造口底盘为什么贴不住?

造口底盘贴不住的原因很多，需要具体情况具体分析。日常更换时应将皮肤擦干，贴上造口底盘后用手按压5～10分钟，便于底盘与皮肤贴合，同时皮肤温度也利于底盘黏合。改变体位时按压造口底盘，以免皮肤打折与底盘分离，使得底盘贴不住。如果是因为造口周围皮肤不平整，建议咨询专业的造口治疗师来帮助查找原因，根据每个人的具体情况，选择适合的造口底盘，还要同时使用防漏膏或防漏条来解决漏便的问题。

76. 为什么造口底盘不易揭除?

造口底盘的黏性由底盘的粘胶决定，不易揭除时请耐心操作，注意保护造口周围皮肤，不要强行用力揭除，可以使用造口粘胶去除剂，一边喷洒一边揭除，以免损伤皮肤。也可以使用一些油膏涂抹在底盘边缘，待渗透后轻轻揭除，揭除后注意清洁皮肤残余油膏，以免影响新底盘的粘贴。还可以更换保护性强的造口底盘使用。

77. 造口袋经常充气怎么处理?

造口袋充气是肠道排气的正常现象，建议使用带过滤片的造口袋，过滤片有排气除味的功效，这样造口袋就不会胀鼓了。同时，在饮食上也要注意，少食用一些产气、有异味的食物及饮品，如豆浆、红薯、洋葱、蒜、韭菜、碳酸饮料等。

78. 造口袋能反复用吗?

通常造口袋是一次性使用的，反复使用容易在清洗过程中造成造口袋的破损，出现漏便的尴尬情况，因此不建议反复使用。造口袋的佩戴时长是根据排便性状决定的。通常稀便的时候2～3天更换一次；若大便成形的话，可以5～7天更换一次。不能盲目追求节省，干净卫生、保护皮肤最重要。

79. 是不是越贵的造口袋，佩戴的时间能越长?

评价造口袋好不好主要是看自身的使用感受，不是根据价格来衡量的。造口袋的佩戴时长是根据排便性状决定的，与造口袋的价格无关。

80. 如何更准确地裁剪造口底盘?

裁剪底盘一定要按照造口的形状和大小准确裁剪，过大过小都会损伤造口，剪裁大小为大于造口黏膜根部1～2mm。裁剪前先测量造口，上下径、左右径，在底盘背衬上标好后，用笔将4点连线即成造口的大小，再用造口的专用弯剪进行剪裁，剪裁好后用手指将剪裁边缘捋平。每次将背衬留下作为下次裁剪的标识。需要特别注意的是，随着时间的推移及自身腹壁形态的改变，造口大小也会有些许变化，一定要在每次剪裁前重新测量、准确裁剪，以免对皮肤和黏膜造成伤害。

81. 对于不规则的造口，应该如何裁剪底盘？

大多数造口都是不规则的，各有特点，一般来讲有圆形和椭圆形，可以用造口测量卡尺进行测量。如果形状过于特殊，找一张透明的塑料纸，贴在造口上，用笔按照造口的形状画出，裁剪好之后，放在造口背衬上画好线，再用造口的专用弯剪进行剪裁，剪裁好后用手指将剪裁边缘捋平，就可以了。

82. 为什么在夏天造口底盘容易贴不牢固，需要增加更换次数？

夏天出汗较多，造口底盘的吸收性有限，超过界限底盘就粘贴不牢了，所以夏天尽量减少出汗，使用空调和电扇降温。造口底盘的更换时间要根据自身排便的性状来决定。夏天皮肤出汗多时2～3天更换一次，冬天皮肤出汗少时可以5～7天更换一次。更换底盘时，应观察造口周围皮肤变化和底盘粘胶的吸收情况以调整更换时间。

83. 造口边上也能长疝气?

造口旁疝是肠造口术后一种常见的并发症，而造成造口旁疝的常见因素为肠造口周围的腹壁组织薄弱、腹部多次手术、持续性腹内压增加（如打喷嚏、咳嗽、用力解便排尿、提重物等）、造口没有设置在腹直肌之上、筋膜开口过大及高龄或过胖。

84. 如何预防造口疝的发生?

预防造口疝，可以佩戴造口腹带。佩戴时需平卧于床上，将腹带包好，松紧度以不影响呼吸为好，松紧度下降后请及时更换新的腹带。同样，生活中也要注意避免增加腹压，例如：咳嗽的时候用手按压着造口，以减轻腹压；不提较重的物品；控制体重，手术后不要让体重增长过多；不做仰卧起坐等锻炼腹肌的运动；不做用力过猛的运动等。一旦发现造口位置出现膨出或腹部突起的状况，要及时到造口门诊寻求帮助。

85. 造口周围皮肤上出现破损怎么处理?

造口周围皮肤出现破损时，如果是大便刺激引起的，请缩短底盘更换时间，提前1天更换；皮肤破溃的地方可以用水胶体敷料覆盖，若是破溃较小也可直接覆盖造口底盘，并缩短底盘更换时间。同时建议及时咨询造口治疗师，查找原因，帮助解决问题。另外，在使用带锁扣的造口袋、造口腰带时，注意锁扣、腰带下的皮肤情况，经常变换一下锁扣的位置，避免与腰带重叠增加局部皮肤压力。

86. 造口周围皮肤发炎了，能先用酒精消毒再涂抹红霉素软膏吗？

造口周围皮肤发炎最主要的是找出发炎的原因，不要自行涂抹药膏，这样即使发炎的皮肤好转了，由于致使皮肤发炎的因素没有去除，过几天皮肤可能还是会发炎的，建议出现造口周围皮肤发红、发热、肿胀、疼痛的现象时，及时到造口门诊看诊，不要盲目自行处理。另外，造口周围皮肤不要使用酒精等有机溶剂涂抹，以免造成皮肤变薄变脆，容易破损。

87. 造口附件产品的使用顺序是什么？

没有绝对的使用顺序，需根据造口的情况来判断。一般来讲，先清洁皮肤→擦干→喷洒护肤粉→用棉签涂抹均匀→停留 1 ～ 2 分钟后将多余粉掸掉 →涂抹皮肤保护膜 →待干；这时看造口周围皮肤是否有不平整处，如果有就用湿的棉签将防漏膏涂在不平整的地方或者使用防漏贴环或防漏条填补不平整处，再粘贴造口底盘就会牢固很多。

88. 造口周围有瘢痕，底盘贴不住怎么办？

造口周围皮肤上有瘢痕时，根据底盘渗漏的情况，先使用防漏膏、防漏贴环或防漏条填平瘢痕处再粘贴底盘。如果瘢痕特殊请及时到门诊咨询造口治疗师。

89. 造口周围出现皮肤并发症应该注意什么?

造口周围出现皮肤并发症时，除了配合使用护肤粉、防漏膏/防漏贴环、保护膜等附件产品，还应该注意根据肠造口皮肤并发症的具体情况具体分析，检查护理流程、更换造口袋的时间、手法、技巧是否存在缺陷。如果仍不能解决皮肤问题，就应及时到造口门诊咨询造口治疗师，以免造成更大的损伤。

90. 女性造口患者还能生育吗?

育龄期的造口患者可以正常生育，最好在怀孕前咨询手术医生和造口治疗师，评估身体和造口的情况，并与妇科专家共同监护造口患者的妊娠期，平安度过。但需要注意的是结肠造口患者在手术后3个月内应禁止性生活，3～6个月后可逐渐尝试。若造口手术后化疗过，建议过几年再生育。

91. 造口周围皮肤汗毛较多，揭除底盘时疼痛怎么办?

造口周围皮肤汗毛较多时，可以用备皮刀将造口周围皮肤汗毛刮除，使用备皮刀时要小心，不要将造口周围皮肤刮破。如果造口周围皮肤汗毛较多，反复揭除造口底盘容易造成感染，请您及时到造口门诊咨询造口治疗师。

（二）放射治疗及护理

92. 什么是放疗?

调查表明，约有70%的肿瘤患者在其整个治疗过程中需要接受放射治疗。放射治疗简称“放疗”，俗称“烤电”。是指应用不同能量的放射线照射肿瘤，借助放射线的穿透能力，破坏肿瘤细胞的内部成分，从而达到抑制或杀灭肿瘤细胞的作用。由于足够的放射治疗剂量仅针对被照射部位起作用，放疗和外科手术一样属于“局部治疗”，而不同于化疗的“全身治疗”。因此，放疗主要用于治疗实体恶性肿瘤，有时也可用于治疗一些良性肿瘤，如垂体瘤、动脉瘤等。

93. 结直肠癌术后是否需要放疗?

手术切除虽然是目前治疗结直肠癌的最好方法，但单纯切除后局部仍有较高的复发率，盆腔放射性治疗是清除残留癌细胞的唯一可供选用的方法。这种辅助性的放射治疗在于杀灭残留癌细胞或降低癌细胞的活性。如果肿瘤分期较早，没有淋巴结转移，可以不用放疗；如果化疗后还是有淋巴结转移，可以采用放疗辅助治疗。

94. 患者放疗时有什么感觉?

放疗本身没有什么感觉，时间可短至几秒钟，长的也仅达几分钟。准确的治疗位置非常重要，所以放疗技术员需要一段时间，将患者置于合适的位置，患者不必紧张，尽量放松。放疗时工作人员不能留在放疗室内，需在操作台通过监视器观察患者。

95. 放疗对造口有影响吗?

放疗对肠黏膜的伤害较大，肠造口黏膜表现为颜色较红，清洁的时候容易出血。这是一个常见的现象，出血较少时不用采取治疗措施，但要注意清洁造口时要用温水（水温不超过40℃）、柔软的布，动作轻柔，以减轻对肠黏膜物理性的刺激和损伤；出血不易止住时可局部压迫止血，或使用云南白药粉撒在肠黏膜表面治疗。放疗致肠黏膜损伤严重的患者还会出现腹泻；出现腹泻时要缩短造口用品的更换时间间隔，通常2～3天更换一次，用温水、软布彻底清洁完造口周围皮肤后，使用造口护肤粉和皮肤保护膜来保护皮肤，防止大便浸渍导致皮炎。

96. 放疗画线不清楚怎么办?

如果皮肤画线不清楚了，患者需要请画线的医生或者由他介绍的医生重新画清楚，否则不能继续放疗。

97. 放疗时，为什么要保护照射部位的皮肤？

在放疗后，接受治疗范围的皮肤会变红和疼痛，此种情况和晒太阳后的反应一样，这种现象可能在几次放射治疗后才出现。若皮肤反应严重，可能需要暂停治疗，待皮肤复原后再继续放疗。

98. 放疗会对放射部位的皮肤造成什么损伤？

一般在放疗开始2～3周出现，接受放射治疗范围的皮肤会变红，与晒太阳后反应一样；皮肤出现干燥、发痒、轻微红斑，毛发脱落。随放疗次数增加，症状会逐步加重，如色素沉着、脱皮、红斑区皮肤疼痛；个别患者皮肤皱褶处出现湿性脱皮。

99. 如何预防放疗过程中的皮肤损伤？

接受放射治疗区皮肤应注意：①清洁，用温水清洗，避免用肥皂、化妆品、消毒剂刺激皮肤。②避免破损、抓挠、蚊虫叮咬等。③放疗期间放射野皮肤变薄、萎缩、软组织纤维化，致使血管扩张，皮肤会出现充血、发红等湿性反应，继而出现皮肤干燥、脱皮、瘙痒难忍或烧灼感。此时不能用手抓，以防抓伤导致局部皮肤感染、延迟愈合。当皮肤出现脱皮结痂时，不要强行撕剥，否则不易愈合。④注意防晒。⑤选择轻柔、宽松棉质衣物，避免过硬、过紧的衣物磨伤皮肤。⑥必要时遵医嘱使用皮肤保护剂。

100. 发生放射性皮肤损伤时如何护理?

如发生放射皮肤损伤，不要抓、挠皮肤，以防皮肤破溃，穿着宽松棉质的衣、裙、裤，以减少摩擦；禁用酒精、碘酒等刺激性消毒剂；放射治疗期间，不建议用药膏直接涂抹照射部位，可使用皮肤保护剂涂抹。

101. 放射区域的皮肤有炎症了，还可以进行放疗吗?

如只有轻度炎症，皮肤发红、发痒等，在告知医生后使用缓解的药物，仍可进行放疗；如有破溃应停止放疗，否则会加重、恶化放射区域的皮肤炎症程度。

102. 为什么在放疗时会感觉到疲劳?

因为放疗期间疾病本身带来的压力、每天往返治疗，使人体消耗大量能量，加上放射线对正常细胞的影响，均会导致疲劳，而且随着放疗的持续进行，疲劳感会加重。放疗结束后，虚弱和疲劳也会逐渐消失，因此放疗期间患者要少活动、多休息，保证充足的营养与睡眠。

103. 放疗期间为什么要预防感冒?

放疗期间患者机体抵抗力下降，易感染，亲属应当减少探视，患者应避免去公共场所，避免接触传染病、感冒患者。病房应经常通风，衣物、用具需保持干净、整洁，勤洗手，减少被感染机会。适时进行适当的运动，可增加机体抵抗力。

104. 放疗期间可以做些什么运动?

放射治疗时，可适当进行运动，如散步、打太极拳等有氧运动，但不可太过劳累。

105. 放疗期间为什么要多饮水?

放疗期间通过多饮水增加尿量，有利于新陈代谢，将毒素排出体外，能减轻放疗带来的不良反应。

106. 放疗期间有规律的睡眠对患者有哪些帮助?

规律的睡眠能够促进身体的恢复和修复、提高大脑功能、增强免疫力。可以通过保持规律的作息时间、创造舒适的睡眠环境、培养良好的睡眠习惯来改善睡眠质量，只有拥有良好的睡眠，才能保持健康的身体和精神状态。

107. 放疗期间出现腹泻怎么办?

放疗2～3周后会出现腹泻症状，这时需要注意卧床休息，少食多餐，多摄入蛋白质和热量高的食物，吃含纤维少的食物，如精面包、精米、面条、奶油麦片、去皮的生果罐头、酸奶、鸡蛋、去皮的土豆泥或土豆片、蔬菜汤、去皮鸡肉和鱼肉；避免摄入咖啡、茶、酒和甜食；避免吃油炸和辛辣的食物；多喝水，补充腹泻丧失掉的水分。若是腹泻严重（7～8次/日），要及时看医生，对症治疗。

108. 放疗期间出现排尿疼痛怎么办？

由于放疗部位靠近膀胱患者常会出现排尿疼痛，下腹部放疗的患者可能出现放射性膀胱炎，患者在排尿时感到灼热或不适，排尿也会比平常频繁，甚至夜间尿频。医生会检查患者尿液，确定是否合并感染，也可能会开具药物治疗。在此期间患者可以多饮水或多进食汤类食物，以助于缓解这些症状，避免饮用咖啡、茶、酒及酸性高的果汁，因为这些饮品会刺激膀胱，加重不适症状。

109. 放疗期间应该如何进行营养调节？

放疗期间，会出现食欲缺乏、恶心、呕吐等不良反应。如不重视营养的补充会导致贫血、抵抗力下降。因此，放疗过程中，尽量保持体重相对稳定，均衡饮食，以高蛋白、易消化的食物为主，忌食辛辣生冷的刺激性食物和过于油腻的食物。如出现食欲缺乏、恶心、呕吐等症状，需首先告知主治医生，说明每日进食情况、呕吐次数等，医生会给予对症处理，必要时给予静脉营养支持治疗。

110. 放疗后身上会带有放射线影响孩子和家人吗?

不会。因为放疗结束时，放射线发生器就关闭了，后装的放射源也已经取出，不会产生放射线了。因此，回家后不会对其他人带来不好的影响。

111. 放疗期间建议吃中药吗?

不建议，因中药有很多的副反应，包括对肝、肾功能的损害等，如出现副反应，则无法鉴别其原因是否与服用中药相关，所以在放疗期间希望患者不要同时吃中药，放疗结束后可以到正规医院适当进行中药调理。

（三）化学治疗及护理

112. 什么是化疗?

化学治疗简称化疗，它是肿瘤治疗的重要方法之一，是利用化学合成的药物杀死肿瘤细胞，抑制肿瘤细胞生长繁殖和促进肿瘤细胞分化的一种治疗方式，药物通过血液分布在全身，因此，它是一种全身性治疗方法。在治疗的过程中，化疗药物可以使用单药，但更多的是联合其他化疗药物一起使用。化疗药物对正常组织也有毒性作用，因此，使用化疗药物是一把“双刃剑”。患者必须在正规医院接受正规的化疗，才能最大化地保证化疗的效果。

113. 化疗应该如何选择医院?

具备化疗能力的医院都可以做。建议首选肿瘤专科医院进行，因为化疗的方案较多，药物的反应不尽相同，需要根据患者具体病情来定，同时根据患者的经济状况和其他因素综合考虑选择化疗医院。

114. 结直肠癌手术后是否需要化疗?

对于结直肠癌患者，化疗可以帮助患者清除手术不能切除或扩散的癌细胞，减少和降低术后并发症以及癌症复发的概率。所以在结直肠癌的治疗过程中，大多数患者在手术治疗过后都要进行一定的化疗。如果早期结直肠癌的癌肿局限于黏膜内，原则上不再需要化疗；如果癌肿已达黏膜下层，或有淋巴结转移倾向，手术后就要进行化疗。手术切除是最直接有效的治疗方法，但是手术只能切除可见的瘤体，术后患者体内可能残留有癌细胞。化疗可以继续清除癌细胞，巩固手术治疗结直肠癌的效果，防止残存癌细胞复发、转移，提高早期结直肠癌的治愈率。但是术后化疗并非适用于所有的结直肠癌患者，对于体质差、免疫功能低下或者有严重病史的患者应慎用。

115. 什么是新辅助化疗?

新辅助化疗又称之为起始化疗，是指在对肿瘤进行手术或放射治疗之前，给予的一次或多次全身性化疗。相比常规的化疗来说，新辅助化疗的优点有以下几点：①减轻患者在术前由于肿瘤本身所导致的一些不适症状，从而帮助患者适当减轻心理压力；②可使原有肿瘤缩小，争取手术治疗的可能性，同时，还可以降低手术过程中的风险以及减少术后并发症，进一步达到满意减瘤的目的；③使肿瘤细胞活力减弱，在手术过程中不易发生播散入血，减少手术转移可能，同时提高患者长期生存率；④在不增加患者医疗负担的同时，最大化地保证化疗的效果。

116. 什么是化疗周期？

化疗并不是天天都要输液治疗。但究竟应该什么时候给予化疗药，什么时候不给化疗药，也是有严格要求的。在每次给药及其随后的停药休息期到下一次化疗开始用药的时间，被称为一个化疗周期。也就是说，一个化疗周期，包括了给药期和休息期两个部分。一般来说，化疗方案不同，化疗周期的长短也不相同。但也有一个基本原则，即根据化疗药物的药代动力学特点和肿瘤细胞的增殖周期及人体恢复周期共同决定。通常从化疗给药的第1天开始计算，至第14天、21天或28天为一个化疗周期。

117. 什么是化疗间歇期？

在一个化疗周期里，化疗药并不是天天使用的。不管化疗周期的长短，每个周期里都会有一定的休息时间，这个休息时间被称为化疗间歇期。间歇期是为了让人体在经过化疗药物的“打击”后，能够慢慢地得到一定的恢复。被化疗药物所损伤的一些重要脏器的功能，在间歇期也能得到恢复，以便更好地进行下一次化疗。

118. 化疗时，没有食欲、恶心怎么办?

没有食欲的时候可以采取以下方法缓解：

（1）餐前适当运动：在进餐前可让患者做适当的运动，进食少量的开胃食品，如山楂、陈皮、话梅等。适当的运动会促进新陈代谢，促进肠道蠕动，提高食欲。

（2）有胃口的时候尽量多吃，选用自己喜欢的食物来刺激食欲。进食后不要立即躺下，避免食物反流刺激呕吐。

（3）进食高热量的食物，少食多餐，化疗前一小时不宜进食过饱，避免太甜或油腻食物，多食蔬菜、水果，多吃高热量的食物，如牛奶、豆腐、鱼等。

（4）不要用勉强吃、勉强喝的办法来压住恶心和呕吐，远离有油烟味或异味的地方，保持室内空气清新，定时开窗通风，入睡时应选择侧卧姿势，以免呕吐时误吸入气管。

119. 化疗时，为什么需要适当保暖?

患者接受化疗过程中，一些化疗药本身具有外周神经毒性反应，如手脚麻木，遇冷会加重神经毒性症状，所以应注意保暖。患者化疗后，机体本身免疫力低下，遇冷容易感冒，甚至继发肺部感染。

120. 为什么在化疗时会感觉到疲劳?

癌症治疗常伴发癌因性疲乏，是癌症本身及其相关治疗引起的，本质是一种主观感受，如虚弱、活动无耐力、注意力不集中、动力或兴趣减少等，也是恶性肿瘤患者最常见的症状。主要由以下原因引起：①化疗和放疗引起的疲乏可能与治疗引起的贫血或细胞被破坏后终末产物的积累有关，疲乏的程度与化疗药物的种类和体内的药物浓度有关。②癌症治疗的不良反应如贫血、感染、肝衰竭、心力衰竭、肾功能不全、营养不良等均可引起癌因性疲乏。贫血是能够确定的癌因性疲乏的主要病因之一，血红蛋白水平与疲乏的发生率和疲乏的程度呈明显的正相关。③有镇静作用的非化疗性药物可以引起疲乏症状。主要包括阿片类药物、三环类抗抑郁药、β受体阻断剂、苯二氮草类、抗组胺类药物。④心理社会因素在诸多引起癌因性疲乏的因素中是非常重要的因素之一。研究表明抑郁与癌因性疲乏有关，但两者之间关系复杂，疲乏可以是产生抑郁的原因，也可以是抑郁导致的结果。⑤此外，睡眠失调、缺乏运动、慢性疼痛等都能引起癌因性疲乏。

121. 为什么要按时化疗?

化疗是挽救和延长患者生命最有效的治疗方法之一。医生会针对不同的肿瘤类型、患者的身体状况、既往的治疗情况来选择合适的方案进行治疗。化疗周期的长短一般是根据化疗药物的药代动力学特点和肿瘤细胞的增殖周期、药物毒副作用及人体恢复规律来决定的。所以应根据医生制订的化疗周期进行治疗，才能收到更好的治疗效果。

122. 化疗期间为什么要多补水？

肿瘤患者在化疗期间应当增加饮水量。这是因为在接受大剂量化疗时，患者常会出现恶心、呕吐、食欲缺乏等不良反应，水分常摄入不足。如果呕吐频繁会导致脱水，患者易出现口腔干燥、吞咽困难等症状，此时多饮水能补充机体所需，减轻呕吐导致的脱水，同时也能减轻口腔干燥引起的局部疼痛并滋润黏膜。另外，铂类化疗药物易造成肾脏损害及膀胱毒性。当使用大剂量药物时，由于肿瘤组织崩解，尿酸排出量增多，需要大量的液体来冲刷，就是说要见到有形的尿排出体外，化疗期间最好能每日饮水2500ml以上，使每日尿量不低于2000ml，促使代谢产物尽快排出，减少对肾脏的毒性。因此，应嘱咐患者少量多次地饮水，以防引起胃胀、呕吐等不适；如患者不喜欢喝白开水，可喝些淡茶水、蔬果汁等饮品，也可吃多汁的水果和蔬菜，如西瓜、梨、桃、黄瓜、西红柿等。

123. 化疗期间为什么要预防感冒？

因为化疗不但能杀死癌细胞，还会对人体的正常细胞有损害，绝大多数化疗药物对骨髓造血功能有抑制作用，会导致白细胞下降，人体的免疫力下降，机体各项功能都处于低下状态，容易感冒。尽管感冒不影响疗效，但会加重不良反应，应积极预防。

124. 化疗期间可以做些什么运动?

进行适当的体育锻炼，可改善生活质量及机体免疫功能。身体活动和锻炼应根据个人能力和喜好而定。推荐有氧运动如散步、打太极拳等，散步应选择空气清新、人少空旷的地方，时间、距离以舒适为宜；太极拳有舒筋活血的作用，是非常有益于肿瘤患者康复的运动。患者应注意避免剧烈运动。

125. 化疗期间可以配合吃中药吗?

化疗有很大的副作用，常会引起呕吐、脱发、食欲缺乏、免疫力下降等症状。遵医嘱服用抗肿瘤的中成药，不但服用方便，而且可减轻放、化疗的副作用，提高免疫力，增强体质，预防复发，但应注意遵医嘱使用中药。

126. 化疗药物对口腔的影响是什么?

口腔黏膜炎是化疗中常见的不良反应之一，多在化疗第2～14天出现，表现为黏膜红斑、水肿，进而出现疼痛、溃疡、假膜、出血，甚至坏死，出现口腔黏膜炎。患者应做好口腔护理，保持口腔最佳清洁状态，包括每日评估口腔黏膜情况、刷牙、漱口、牙线清洁牙齿。

127. 化疗后便秘怎么办?

便秘是肿瘤患者常见症状之一，其发生率为23～92%。便秘一旦发生，就会降低肿瘤患者的舒适度和生活质量，给患者带来心理压力，因此积极干预便秘非常重要。

（1）大量饮水软化大便，饮用温热液体2～3L，约10杯；喝果汁也有帮助；多活动，可以散步、骑自行车、做瑜伽。如果不能下床活动，也可在床上或轮椅上做一些力所能及的锻炼。

（2）咨询医生是否可以增加高纤维饮食（禁食高纤维食物的肿瘤患者除外）。吃高纤维食物同时多饮水能软化大便。高纤维食物包括全麦粉食物、谷类、豆类、蔬菜、水果、果仁。如果便秘1～2天，应告知医生，医生会给予导泻或软化大便的药物。治疗便秘的常用药物有以下几种。①容积性泻药：可使肠道内容积增加，反射性刺激肠蠕动；②渗透性泻药：通过渗透作用，使胃肠运动增强，主要包括盐类；③刺激性泻药：刺激肠黏膜上皮细胞促进肠液分泌及胃肠蠕动，缩短胃排空的时间，如蓖麻油，芦荟等；④润滑性泻药：矿物油脂类在体内不发生生化反应，主要为润滑粪便，润滑肠腔。一般建议口服为主。非药物治疗主要包括饮食调节和生活方式的改变。此外，还包括肠道益生菌的应用、生物反馈治疗、电刺激治疗及针灸按摩等治疗方式。

128. 化疗出院后出现静脉炎应该怎样护理?

化疗性静脉炎是化疗常见并发症，输注化疗药物局部静脉炎的发生率为50%～80%。化疗性静脉炎临床表现为沿穿刺静脉走向出现红肿和疼痛，局部红肿瘀斑、静脉色素沉着呈条索状，严重时可发生静脉血栓。护理措施可参考：

（1）多磺酸黏多糖乳膏（喜辽妥）能修复皮肤屏障，促进患处血液循环，减轻水肿。在静脉穿刺成功后，将喜辽妥乳膏沿血管走向均匀涂抹长约15cm，此法可有效降低化疗性静脉炎的发生。

（2）化疗后外敷新鲜马铃薯片或新鲜芦荟可降低静脉炎发生率和减轻静脉炎的程度。

（3）将如意金黄散用90℃热水调成糊状，均匀摊铺在医用无纺布上，厚度为1.5mm，覆盖于疼痛红肿的皮肤上，四周用医用胶布贴牢，每敷4小时，每日1～2次，连续1～2周。

（4）治愈后的静脉炎，应间隔一段时间再行注射化疗药物，避免短期内反复发生静脉炎。

129. 出现白细胞减低后应该注意什么？

（1）肿瘤患者在骨髓抑制状态时抵抗力更加低下而易发生感染，所以应采取措施减少由外源性微生物引起感染的危险性。酌情遵医嘱使用抗生素预防感染。

（2）白细胞减低期间也不能接种减毒［活］疫苗，如麻疹疫苗、风疹疫苗等。因为在机体免疫系统受严重抑制的情况下，减毒［活］疫苗的毒力增强，接种后疫苗病毒在体内复制，可导致疾病。要在治疗结束后至少3个月以上，免疫功能恢复后才能进行减毒［活］疫苗的预防接种。乙肝疫苗属于基因菌种疫苗，流感疫苗属于灭活疫苗。这两类疫苗接种后不会在体内复制，因此可以接种，但由于患者免疫功能缺陷，可能会影响疫苗的效果。

（3）保持居住环境的干净、卫生。

（4）患者自身应养成良好的卫生习惯，注意饮食卫生，做到饭后漱口及口腔护理。预防皮肤和黏膜的创伤，正确处理伤口。

（5）患者应避免接触花粉过多的植物、动物及其排泄物、患有传染性疾病（如水痘、流感等）人群。到人多的地方戴好口罩，避免交叉感染。

130. 在家里出现血小板降低时怎么办?

血小板降低到一定程度时，皮肤黏膜会出现出血点、瘀斑，牙龈会出血，大便颜色由黄色变成黑色。如果有血小板降低的情况，应立即到医院就诊，遵医嘱用药，并且要引起重视。有以下几点建议：①有出血时，卧床休息，不要剧烈运动。出血严重者应绝对卧床休息。病情稳定时可以适当活动，但要避免过劳和外伤。②避免便秘，排便时尽量不要过度用力，不要剧烈咳嗽，有可能颅内压升高引起颅内出血。③观察皮肤瘀斑的变化，如颜色、面积大小等，女性患者月经期注意观察血量，必要时用药推迟经期。④牙龈出血较少时要用软毛牙刷刷牙。出血较多时用漱口水漱口，饭后及时漱口，保持口腔卫生。禁用牙签剔牙或过硬的牙刷刷牙。⑤避免损伤身体，如磕碰、摔倒、抓伤皮肤。⑥禁止使用非甾体消炎药和含阿司匹林的药物。

131. 如何减轻口腔溃疡引起的疼痛?

目前，有些漱口水可帮助愈合，还可以局部外用麻醉药物镇痛，帮助患者进食。以下措施可有助于改善化疗患者的生活质量。

（1）在使用化疗药物前5分钟采用口含冰屑（冰屑完全融化前应充满口腔）持续20分钟。

（2）用生理盐水或碳酸氢钠水每日漱口。

（3）保持口腔湿润，可以使用加湿器保持房间的湿度。

（4）保持口腔和牙齿清洁，饭后及睡前用软毛牙刷刷牙，最好不使用含氯牙膏。

（5）避免进食粗糙、辛辣、酸性、过热的食物，保持清淡饮食，可进食富含维生素C的蔬菜、水果促进溃疡愈合。

（6）可以遵医嘱服用维生素B片、维生素C片等药物。患者也可以在医生的指导下服用抗炎药物。

132. 化疗药物对皮肤有哪些影响?

（1）化疗的毒性较大，有可能会损害皮肤的正常细胞，皮肤可能会变得干燥，出现瘙痒或龟裂的症状。皮肤如果出现龟裂，细菌可能会从裂口入侵，造成皮肤感染，因此，要保持皮肤水润。

（2）化疗时，皮肤表面的黑色素细胞会一时性增加，肤色会变黑，并且产生黑斑。为了保护变得脆弱的肌肤，外出时需要使用防晒产品阻断紫外线。

（3）化疗后手脚指甲可能会变黑或变黄，表面出现条纹，质地变硬。此外，指甲可能会比治疗前生长速度变慢，厚度变薄且容易折断。因此要注意保护指甲。

化疗药物会导致静脉炎、痤疮样皮疹、皮肤毒性反应（0度：皮肤无红斑；Ⅰ度：皮肤红斑；Ⅱ度：皮肤干性脱皮，水疱、瘙痒；Ⅲ

度：皮肤湿性脱皮，溃疡；Ⅳ度：皮肤剥脱性皮炎，坏死）。

133. 化疗后局部血管及皮肤出现疼痛怎么办？

化疗药物均属于刺激性化学药物，通过外周静脉进入体内，直接对血管壁产生强烈刺激，引起相应的药物性静脉炎，产生疼痛，均属于化疗正常不良反应。根据化疗药物性质不同，可使用冰敷或热敷，局部皮肤可使用硫酸镁湿敷；抬高患肢；经常按摩四肢末端血管，搓手背、足背，以增加局部血液循环及血管弹性，保护好局部血管。使用强刺激性药物进行化疗时，建议通过经外周植入中心静脉导管（peripherally inserted central catheter，PICC）或输液港进行深静脉输液，减少对外周静脉的刺激。

134. 什么药物出现局部血管及皮肤疼痛不能用冷或凉处理？

铂类药物如奥沙利铂、长春新碱等，副作用是引发周围神经毒性，患者接触到冷空气或者触摸冷物品，都会出现肢体麻木、疼痛现象，患者手脚末端可以有刀割样、针刺样或者烧灼样感觉。因此，出现局部血管及皮肤疼痛时不能用冷或凉处理。

135. 使用升血药物会出现哪些反应？

（1）肌肉骨骼系统：有时会有肌肉酸痛、骨痛、腰痛。

（2）消化系统：有时会出现食欲缺乏、恶心、呕吐的现象，或肝脏谷丙转氨酶、谷草转氨酶升高。

（3）其他：有些人会出现发热、头痛、乏力及皮疹。

136. 化疗周期中的休息期应该注意什么？

一个化疗周期为14～21天，也就是2～3个星期化疗“一次”，但是在此期间使用化疗药物的时间只有1周左右，而剩下的时间就是休息阶段，化疗后的不良反应，特别是被抑制的骨髓功能将在这段休息时间内得到恢复。在此休息期间首先就是要休息，生活要规律，饮食要富于营养、易于消化；另外就是要监测血常规、血生化检查结果，看一看白细胞、血小板是否减少至需要处理的水平，肝、肾功能是否在化疗后受到损害而需要进行必要的治疗。如果需要则要积极处理，争取按时开始下一个周期的治疗；如果不良反应处理不当，可能会使得化疗时间被推迟从而影响整个治疗效果。

137. 化疗期间可以上班吗？

化学药物治疗期间身体比较虚弱，如果上班可能会导致身体过度劳累，从而影响病情的恢复。并且化学药物治疗对身体的伤害比较大，如果在治疗期间上班，可能会导致免疫力下降，不利于病情的恢复。因此，化学药物治疗期间应注意休息、避免熬夜，保证充足的睡眠，加强营养，可以多吃新鲜的蔬菜和水果，避免进食辛辣、刺激性的食物，以免影响身体健康。如果对化疗反应不大，对于办公室工作，可酌情调配。

138. 化疗时出现化疗药物外渗怎么办?

如果在输注化疗药物过程中穿刺点出现疼痛、皮肤肿胀，有可能是药物外渗到皮下，应立即停止输注，在静脉注射药物的局部尽量地抽吸，以尽可能除去残留的液体，根据化疗药物的性质进行局部封闭治疗。并进行局部的冷敷（草酸铂及长春碱类药物不宜冰敷），抬高患肢，局部明显肿胀者可用硫酸镁湿敷或喜辽妥乳膏外涂；如已出现溃疡或水疱应进行外科处理；待炎症急性期过后可理疗以促进恢复。

139. 化疗后练习气功可以吗?

气功强调练习时要充分放松身体，有利于调节生理功能、减轻心理压力。理论上对于配合肿瘤患者的治疗和康复来说是有益的。需要注意的是，要选择气功中动作幅度小、难度不大的，切忌练习对体力要求较高、动作繁复的气功，以免加重身体负担。选择哪一种气功，练习多长时间，一定要根据自己的疾病状况，以及对身体起到的作用来确定。

140. 注射升白细胞药物后，为什么关节和脊柱会出现疼痛?

升白细胞药物会对肌肉骨骼系统产生不良反应，有时会有肌肉酸痛、骨痛、腰痛、胸痛的症状，再加上升白药物会刺激骨髓造血，而骨髓通常会分布在大的关节和脊柱等部位，并且这种造血也属于一种过度刺激造血，因此，通常会引起关节和脊柱的疼痛，这也属于药物不良反应。通常这种疼痛会持续1～2天，一般会自行缓解。

141. 怎样减轻升白细胞药物引起的疼痛？

注意卧床休息，适当活动，避免剧烈运动，也可以采用一些放松疗法，分散患者的注意力。另外，家属可以陪伴在患者身旁，与患者聊天；如果家属不在，患者自己也可以选择一些喜欢的事情来做，如听听音乐、做手工、看电视等。如果上述方法均不能缓解，患者可以遵医嘱服用一些镇痛药缓解疼痛。

142. 打升白细胞的针后出现发热是怎么回事？应该如何做？

发热属于升白细胞药物常见的不良反应之一。患者应保持注射部位清洁，穿着柔软衣服，温水擦浴，注意卧床休息，多饮温热的水，可以进食清淡、易消化食物。同时，密切观察体温、脉搏、呼吸、血压的变化，可根据医嘱服用解热镇痛药物。保持家庭环境的清洁干燥，每日开窗通风2次，每次30分钟，保持室内空气清新。

143. 当白细胞低下时，出现发热怎么办？

患者出现高热时，应注意监测其体温及伴随症状，当体温维持在较高水平时，注意观察患者意识变化。体温低于38.5℃时应以物理降温为主，体温高于38.5℃时应及时就医。出汗多时应协助患者擦净汗液，及时更换潮湿的衣裤、床单等，防止受凉，保持舒适。鼓励患者多饮水，补充水分，防止出现虚脱，促进体内毒素的排出，并做好降温后的体温测量。自身养成良好的卫生习惯，注意饮食卫生，做好口腔护理，养成出门戴口罩的习惯，不去人多密集处。

144. 化疗间歇期抽血检查肝肾功能，需要注意什么？

肝功能检查前一天，食用含有丰富胡萝卜素、叶黄素的食物会使血清呈黄色，影响黄疸指数测定结果；晚餐应避免饮酒，不要进食高脂肪、高蛋白食物，晚上12点后不要再进食，可少量饮水；检查前空腹，不能吃早餐，不能喝水。肝功能检查应为空腹时抽血，空腹时间一般为8～12小时。在肝功能检查前注意不要服用引起肝损害的药物，因为药物会加重肝脏负担，造成肝功能暂时性损伤，从而影响结果准确性；影响肾功能的药物有异烟肼、利福平、氯丙嗪、水杨酸制剂等，可根据医嘱适当停药。肝功能检查当天早上不能进行体育锻炼或剧烈运动，应到医院后安静休息20分钟后再抽血化验；肾功能检查前最好不要吃饭，不要服用引起肾损害的药物，避免剧烈运动。

145. 化疗间歇期患者出现恶心、呕吐怎么办？

（1）恶心、呕吐严重的患者，可遵医嘱服用止吐药，还需要注意休息，并尽可能减少活动。

（2）饮食上宜给予清淡、易消化的食物，少食多餐，注意调整食物的色香味。避免吃过甜、过油腻、辛辣、气味难闻的食物。此外，食物不宜过热，以减弱气味。保持口腔清洁，增进食欲。喝水也应小口慢饮、避免一次大量饮水，餐后不要立即平卧，睡时应选择侧卧姿势，以免呕吐时误吸入气管。已出现呕吐的患者要灵活掌握进食时间，改善进餐环境，鼓励患者与家人进餐。患者也可口含生姜片、陈皮、话梅等，起到辅助止吐功效。

（3）当患者有恶心感时，患者可多做深呼吸，分散注意力，如看电视节目、读书、听音乐、与家人聊天等，同时保持室内空气清新、无异味。

（4）患者应穿着宽松衣服，卧床期间发生剧烈呕吐时采取右侧卧位防止误吸，勤漱口。

146. 出现呕吐后应该注意什么？

严重的呕吐不但可致患者食欲减退，水电解质及酸碱平衡失调，免疫力降低，而且可造成患者精神极度紧张、焦虑，甚至因为严重的恶心、呕吐，有20%的患者需推迟化疗，30%的患者拒绝进一步接受化疗，影响化疗效果。发生严重的呕吐时应及时去医院就诊，遵医嘱补充电解质。患者应保持口腔卫生，平日饮食少食多餐，勤漱口，食用易消化食物。

147. 化疗后为什么会出现皮肤干燥的现象？应该如何护理？

皮肤干燥是化疗药的不良反应之一，大部分化疗药都有一定的毒副作用和刺激性，在毒副作用下可出现皮肤干燥、瘙痒等症状。可从以下几方面护理：

（1）保证足够饮水量：每天至少饮用温白开水1500ml，多喝水不仅利于保持皮肤湿润，还能帮助体内代谢产物及毒物的排出、净化血液、防止便秘。

（2）环境保湿：避免日光暴晒、过度吹风、环境干燥、寒冷刺激、过度烫洗及皮肤摩擦。

（3）皮肤干燥者应注意洗浴时间不要过长（＜15分钟，以淋浴较好），水不要过热（32～35℃为宜）；全身和面部每天应用保湿润肤剂，尤其洗浴后要立即用，一天使用多次；使用温和的清洗剂（如脂质丰富的洁面皂），禁忌一次使用过多化妆品，不用果酸类护肤品，不用含香料及过酸、过碱的护肤品；避免穿着刺激性衣物，以棉质为主，避免羊毛和刺激性的合成材料，避免屋尘螨、粉尘螨等。

148. 化疗后为什么会出现皮肤色素沉着？能恢复吗？

皮肤色素沉着是化疗药物皮肤毒性反应的表现之一，化疗药物可使体内黑色素产生亢进，因此，会出现色素沉着现象。广泛性的皮肤色素沉着可见于用环磷酰胺、5-氟尿嘧啶、羟基脲或甲氨蝶呤者，其中5-氟尿嘧啶可引起全身性皮肤色素加重和注药血管外皮肤色素沉着明显加重或见红斑，甲氨蝶呤和博来霉素可引起甲床色素沉着和指甲变形。随着化疗疗程的结束，皮肤颜色大部分可恢复。

149. 化疗药物外渗后，皮肤会留下瘢痕吗？

不是所有的化疗药物外渗后，皮肤都会留下瘢痕。但有一部分化疗药物如紫杉醇、多柔比星等发疱性药物外渗后，皮肤会出现严重的红肿、疼痛、水疱，严重者会皮肤溃烂，需要外科换药治疗，这些外渗痊愈后，皮肤会出现不同程度的瘢痕。

150. 化疗后患者总觉得身体没有力气，为什么？应该怎么办？

进行化疗的患者绝大部分都会觉得身体没有力气，这种现象在医学上被称为癌因性疲乏，它是癌症患者最常见的主观症状之一，是与癌症或癌症治疗有关的、持续的、主观的疲劳、疲倦感觉，极大地影响患者的康复及生活质量。患者在化疗前、中、后均存在一定程度的疲乏感，化疗前以轻度疲乏为主，化疗中以中度疲乏为主，且高度疲乏患者增多，化疗后高度疲乏患者数量有所下降，仍较化疗前多。化疗患者疲乏呈周期性波动变化，于化疗前1～2天开始上升，化疗中开始7天疲乏感明显上升，化疗后7天缓慢下降，并于下一疗程前1～2天再次出现疲乏状况波动。研究表明，适量的有氧运动可以很好地控制患者的疲乏症状。居家有氧运动的强度为中等，即运动时心率达到最大心率的55%～65%（最大心率220−年龄），运动形式为步行、跑步、游泳、打太极拳，建议结合患者的身体情况选择，运动时间为每次20～30分钟，在此期间心率应达到运动处方的要求，运动频率为每周3～5次。饮食上选择低脂肪、高蛋白、高维生素和易消化的食物，食物营养要均衡，可以喝适量的果汁。

151. 接受化疗头发是要脱落吗？

化疗药物进入体内后会抑制组织的生长，发根也是生长极为旺盛的部位之一，因此，也容易被化疗药物抑制。脱发的程度与使用药物的种类、剂量、方法有关，并且因人而异，与化疗药物诱导毛囊内细胞凋亡有关，化疗引起的脱发，停药后毛发可以再次生长，患者可剪短头发或佩戴假发套等。

152. 化疗脱发怎么办?

首先患者不应有过重的心理负担，因为脱发是化疗后很常见的副作用，在停药后3～6个月毛发会自行长出。因此，可在化疗前将头发剪短或剃光，佩戴适合自己的假发或头巾。毛发的再生需要全身营养的保障，因此，应注意营养的摄入。

153. 患者应该如何护理头皮?

（1）按摩头皮：剪短指甲，用指腹轻轻按摩头皮，经常按摩头皮，可以促进毛发生长。

（2）保护头皮：人体的头皮在发生脱发时或脱发后最容易受到损伤，因此，我们要加强对头皮的保护。一般可以在外出时戴帽或围上头巾，尽量避免在太热或太冷的天气外出，不让头皮受到阳光的暴晒或吹冷空气。

（3）养护头发：应使用刺激性小（婴儿及敏感肌使用）、含蛋白质的软性洗发剂，以更好地养护头发；使用软的梳子，在梳理时避免用力；如果必须用电吹风，请用低温；不要染发或定型；剪短发，短发使头发看上去要浓密一点，即使脱发也易处理。

（4）化疗护发：化疗开始前，剪短头发。

154. 如果头皮瘙痒怎么办？

使用止头痒、去头屑的洗发水，如果是药用止头痒洗发水一般选择使用含酮康唑的洗发水（如复方酮康唑发用洗剂）；如果是使用普通的止头痒洗发水，不要较长时间使用，建议定期更换品种。洗头次数不要太频繁，防止过度清洁。头皮按摩可促进血液循环，对止头痒、改善头皮的新陈代谢有一定的作用，总的原则是动作轻柔，以指腹按压、按揉，使头皮感觉到轻微的压力感为宜，按压顺序为从两侧发际线到头顶部到后脑再到枕部。头皮瘙痒时不可用力抓挠，避免损伤头皮。

155. 化疗后为什么会出现排便困难、便秘？

便秘是指排便次数减少，每2～3天或更长时间一次，无规律性、大便干结，常伴排便困难。化疗药物大多对消化道有毒性作用，主要表现为恶心呕吐、腹泻、便秘、腹痛，其产生原因为大剂量化疗药物对消化道黏膜的直接刺激作用，对中枢化学感受器的作用和对自主神经系统的作用等。患者应用化疗药物期间，为了减轻恶心、呕吐症状，临床上常使用昂丹司琼、格拉司琼、甲氧氯普胺等止吐药来抑制恶心、呕吐，此类药物为了抑制胃肠道反应，可使胃肠蠕动减慢，导致便秘的不良反应。化疗患者由于体质虚弱、活动减少、进食减少，因此肠管缺乏机械性的刺激也可产生便秘。

156. 化疗间歇期睡觉时多梦、难以入睡、易醒、失眠等怎么办?

随着化疗疗程的增加，化疗不良反应相继出现且症状明显。化疗患者症状困扰负担严重，经历的症状数目多、困扰发生率高、严重程度高。身体上的不舒适加重焦虑、抑郁程度，从而影响睡眠质量。可从以下几方面改善睡眠质量：

（1）避免饮酒和喝含咖啡因的饮品，以及吸烟，尤其在傍晚以后。

（2）在睡前2小时内，不能进食难以消化的食物。如有饥饿感可进食1杯牛奶麦片。牛奶因含有色氨酸，有帮助睡眠的作用。

（3）晚饭后，不可大量饮水，以减少夜尿影响睡眠。

（4）下午5点以后，不参与过度兴奋和活跃的活动。

（5）卧室的环境要有利于睡眠，如适宜的温度、光线和声音。

（6）就寝后，放松思想，可以想一些愉快的事情以促进睡眠。

（7）保持规律的体育锻炼，但是睡前不可进行大强度的运动。

（8）可遵医嘱服用助睡眠药物，如艾司唑仑等。

157. 化疗间歇期的患者应该如何安排日常活动?

患者可以做一些适宜的体育锻炼，锻炼计划一定要根据自身的具体情况而定，考虑患者的体力和承受力，锻炼应适量、适度、循序渐进。对于卧床的患者，可以做被动锻炼，如推拿按摩、四肢的伸缩和抬高运动、躯体翻转、呼吸运动、仰卧起坐等，能下床的患者可进行散步、慢跑、气功、太极拳等锻炼。体育锻炼可以缓解焦虑、抑郁心理，改善心情，提高机体免疫功能，增强体质，有利于化疗药物的按期应用。

158. 化疗期间患者需要控制体重的增长吗？应该如何控制？

化疗期间，患者体重维持在正常水平即可。体重指数（Body Mass Index，BMI）正常值范围为18.5～23.9，这是用体重千克数除以身高米数的平方得出的数值（kg/m^2）。例如一名身高1.6m，体重60kg的女性患者，她的BMI就是60/（1.6×1.6）＝23.4，这个体重指数在正常值范围里。对于化疗的患者来说，饮食需多样化，营养需搭配得当，多补充多种维生素与水果。遵循“三高一多”原则，即高热量、高蛋白质、高纤维，多饮水。摄入高热量食物，可保证机体的基本生理需要，将体重维持在正常水平；摄入高蛋白食物可保证皮肤、毛发等在遭受化疗损伤后的修复。营养学家认为，在化疗期间患者所需要的蛋白质应比一般情况下增加50%，所需要的热量应增加20%，所需要的水应增加50%。

159. 为什么有些人的体重在化疗过程中增长较快？

在化疗期间，很多患者都发现自己的体重增长比较明显，这主要是因为：①家属和单位照顾，患者的工作劳动强度明显减低，运动量减少；②家属的重视，饮食条件得到很大的改善，机体功能慢慢恢复，短时间内营养充足，从而出现体重增加过快；③也有可能是长期使用地塞米松处理的药物副作用：向心性肥胖。但是这些都是在特殊时期患者所经历的一些变化，相信随着治疗的结束，患者的体力活动逐渐地增加，日常生活也步入正轨，体重也会得到合理的控制。

160. 为什么有些人体重在治疗过程中出现迅速减轻？

有部分肿瘤患者在治疗的过程中可能会出现体重下降的情况，体重下降可能和以下因素有关：

（1）肿瘤本身对机体造成的直接影响，患者常合并厌食、味觉异常、恶心、呕吐、消化道吸收功能障碍，甚至梗阻，导致营养物质摄入量明显减少。

（2）化疗可造成患者摄入减少和消化道吸收能力下降，并影响合成代谢过程，而消化道的并发症又加重患者的营养不良。

（3）肿瘤患者的压抑、焦虑等情绪也会影响食欲和进食过程。

161. 免疫相关性不良反应最常见的有哪些？

免疫相关性不良反应发生率为15%～90%，表现为全身毒性效应、皮肤毒性、胃肠道毒性、内分泌系统毒性、免疫相关性肺炎、肝毒性等，其中皮肤毒性最常见，是最早出现的免疫相关性不良反应。

162. 反应性皮肤毛细血管增生症的表现有哪些？

反应性皮肤毛细血管增生症好发于皮肤表面，主要位于头部、面部和躯干，通常呈多发、广泛地分布于体表，也可呈集簇性分布。

在极少数情况下，可并发于其他部位，比如口腔黏膜、牙龈、鼻黏膜、眼睑结膜和舌部，形态多样，可分为“红痣型”“珍珠型”“桑葚型”“斑片型”“瘤样型”等。

163. 反应性皮肤毛细血管增生症出现的时间？

大多数患者在第一次给药后2～4周出现，并且呈剂量依赖性，随着药物剂量的增加，皮损变大、数量增多、范围也扩大。然而反应性皮肤毛细血管增生症的产生存在一个高峰期，一般是经过治疗后3～4个月，跨过此高峰后，增生结节则会停止增加，有的逐渐萎缩变小，有的自发脱落，脱落后无明显瘢痕形成。

164. 出现反应性皮肤毛细血管增生症时的注意事项有哪些？

当反应性皮肤毛细血管增生症发生在易摩擦部位时可用纱布保护，避免出血；破溃出血时可采用局部压迫止血；必要时遵医嘱采取局部治疗措施，如激光或外科切除等，避免破溃处感染。若发生感染，遵医嘱给予抗感染治疗。

165. 化疗后出现骨髓抑制，应该怎么办？

化疗后应定期测定血常规指标，监测相关血细胞数量，一旦出现骨髓抑制，应及时就医，医生会根据监测结果进行相应处理。轻度的骨髓抑制可以密切观察或进行药物治疗，一般不影响治疗；严重的骨髓抑制很容易并发感染，应及时采取相应治疗措施，在相关指标恢复前可能需要暂停治疗。常见的可以升高白细胞数量的药物有人粒细胞刺激因子；升高血小板数量的药物有重组人血小板生成素、人白介素-11，此外，有些具有升血作用的中药也可以用于骨髓抑制的辅助治疗。

166. 化疗后出现白细胞减少，应注意什么？

白细胞减少的患者容易并发感染，应避免到人多、拥挤的公共场所，避免接触传染病患者，如需外出建议佩戴口罩。天冷注意保暖，避免感冒。居家期间注意开窗通风，保持空气新鲜，不过度劳累，适当运动，睡眠充分，注意个人卫生。食用新鲜食物，注意营养均衡，避免食用外卖食品或不洁食品，避免接触动物，尤其是动物的排泄物。

167. 化疗后出现血小板减少，生活中应注意什么？

血小板减少的患者容易发生出血，生活中应减少剧烈活动，避免磕碰。饮食方面应当避免进食较硬的食物，以免划伤胃肠道，引起消化道出血。刷牙时使用软毛牙刷，选用电动剃须刀剃胡须。避免抓挠、剔牙、抠鼻等容易带来损伤的动作。观察大小便颜色，注意有无消化系统和泌尿系统出血，女性月经期注意月经量，如有异常及时就医。如果出现视物模糊、头痛、头晕、呕吐等症状，需要警惕颅内出血的可能。

168. 化疗后出现贫血，生活中应注意什么？

患者出现贫血后，易出现头晕、乏力等情况，应多休息，在如厕或改变体位时，易发生跌倒，所以患者日常生活中宜有人陪伴，避免发生跌倒。当出现气短加重、面色苍白、头晕或意识丧失等情况时，应及时就医。一些抗肿瘤药物，例如甲氨蝶呤、培美曲塞可能会导致造血原料叶酸的不足，应注意及时补充，饮食应均衡，食物应多样化，宜进食高蛋白、高维生素、含铁丰富的食物。

169. 化疗后化疗药物引起腹泻怎么办？

有些化疗药物如伊立替康容易导致腹泻，患者在化疗期间，应观察是否有大便次数增多或稀便、水便等情况，如果出现腹泻，应根据严重程度及时给予止泻药物，同时加强营养补充，补充水、电解质等，还应保证入口食物的卫生，减少发生肠道感染的可能。严重腹泻可导致体内菌群失调，可使用活菌制剂来调节、改善肠道菌群，腹泻同时如果出现发热、腹痛等情况应及时就医，如果存在肠道感染，应给予抗感染治疗。

170. 化疗后化疗药物引起口腔溃疡怎么办？

化疗后出现口腔黏膜炎和溃疡是化疗药物的不良反应，甲氨蝶呤等药物导致得最明显。发生口腔溃疡的患者保持口腔清洁很重要，刷牙时避免损伤口腔黏膜，应勤漱口，减少食物残渣的残留，可以使用漱口水，有些漱口液可帮助溃疡愈合。严重的患者可能会出现溃疡部位的疼痛，疼痛严重的话应及时告知医生，可外用局部麻醉药物进行镇痛。

171. 化疗后化疗药物引起手足麻木怎么办?

化疗后有的患者会出现手指、脚趾麻木、感觉异常、走路踩棉花感、针刺样疼痛等情况，这种现象通常是由于化疗药物的神经毒性所致，具有神经毒性的药物有长春新碱、长春碱、紫杉醇、多西他赛、奥沙利铂等，目前还没有有效的药物可以预防化疗导致的神经毒性。患者出现神经毒性后应在就诊时告知医生，由医生为患者进行评估，通常轻度的神经毒性是可以承受的，患者在生活中应注意四肢的保暖，避免穿过紧的鞋子，避免反复揉搓手足，对疼痛部位的皮肤采用软垫加以保护，以免因感觉迟钝而受伤，也可以使用一些营养神经的药物。如果神经毒性比较严重，医生可能会考虑将导致神经毒性的药物进行减量或停止使用。

二、营养与饮食篇

172. 结直肠肿瘤手术后的饮食步骤是什么？

（1）第一步（术后3天左右）遵医嘱——清流食：先喝温开水（有胃管的部分患者，拔管后饮水或排气后饮水），总量控制在300ml/d，之后可逐渐增加米汤、果汁、去油鸡汤等纯流食。可由每餐50ml开始，慢慢增加至每餐100～200ml。过渡期每日最少6～8次进食。

（2）第二步（术后5天左右）遵医嘱——可以开始进食低纤维流食：浓米汤、低脂肉汤、藕粉、杏仁粉、米糊、蔬果汁、肠内营养液等。

（3）第三步（术后1周左右）——少渣半流食：大米粥、鸡蛋羹、面片汤、肉末面、龙须面、胡萝卜土豆泥、肉泥、果菜泥、酸奶、肠内营养素等。

（4）第四步（术后2周左右）——尝试摄入易消化的少渣软食：花卷、肉末粥、肉末面条、馄饨、软米饭、馒头、瘦肉丸子、炖烂的肉类、鱼虾、煮蛋、根茎类蔬菜（如胡萝卜、嫩西葫芦、去皮茄子）、水果等。大约3个月后可逐渐恢复普通饮食。

3个月内少吃或不吃粗粮杂粮、干豆和粗纤维多、易产气的蔬菜，如笋、芹菜、蒜苗、萝卜、洋葱等，需忌口肥、甘、辛辣等刺激性的食物。

术后早期饮食考虑的是利于胃肠道功能的重建和恢复，要遵循循序渐进、从少到多、从稀到浓、从单一到多样化的原则。早期补充2～3次肠内营养素，更有利于机体的康复。

便秘的患者可补充蔬果汁，也可添加益生菌，以达到调节胃肠道、缓解便秘的效果。

准备食材： 胡萝卜50～75g

芹菜50g

其他蔬菜（最好选择绿叶菜）25～50g

中等大小苹果1/2（可不加）

油（橄榄油、亚麻籽油、花生油）或坚果10g，任选其一。

制作方法： 锅中放水烧开后，先煮胡萝卜至八成熟，之后放入其他蔬菜、油或坚果。再次开锅后关火，待温度降至温热后把蔬菜放到捣碎机里，加入之前煮蔬菜的水200ml，制成250～300ml蔬果汁。

173. 肠造口术后的饮食有哪些注意事项？

肠道造口术后为了增强机体免疫力，加快伤口愈合，争取良好预后，应在合理饮食、营养均衡的基础上，注意补充富含优质蛋白质的食物，如鸡鸭鱼肉、鸡蛋、牛奶、豆腐等。每天应保证摄入足量的蔬菜（深绿叶蔬菜占到一半）、适量的水果，养成良好的饮食习惯。同时，应注意避免摄入易产生不良气味及产气的食物，如葱、大蒜、洋葱、韭菜、蒜薹、萝卜、豆类、薯类等，避免食用生冷的食物刺激肠道引起腹泻。

需要注意的是，肠道造口术后造口处会有大量液体流出，因此每天要保证足量的水分摄入，饮水时应避免“豪饮”，遵循小口多次原则。另外，还应多吃一些带汁水的食物，如汤面、馄饨、肉菜粥、鸡汤面片汤、乌鸡龙须面汤、水果等。

174. 少渣食物有哪些?

结直肠癌手术后的饮食应以少渣食物为主，逐渐过渡到普通食物。少渣食物也称低纤维膳食，是指纤维含量少、易于消化的食物，如蔬果汁以及去皮的嫩瓜类、番茄、胡萝卜、土豆等蔬果类食物；去除筋的嫩肉、动物肝脏、鱼肉、虾肉、蛋类、乳类等肉蛋奶类食物；精细米面做成的烂粥、软米饭、面包、面条、饼干、豆腐脑等食物。如果患者做过结直肠改道手术，无需采用无渣饮食，遵循营养均衡的正常饮食即可。

少渣半流食食谱举例：

餐次	食物名称	食物用量
早餐 7：00	大米粥、腐乳 鸡蛋羹	大米 30g，腐乳少量 鸡蛋 1 个
上午加餐 9：00	牛奶/酸奶＋白面包 或肠内营养液	奶类 200 ～ 250ml，面粉 25g 或营养素 30g，温开水 150ml
午餐 11：30	肉末胡萝卜粥 炒软蛋	大米 50g，胡萝卜 30g，瘦肉末 25g，鸡蛋 25g，植物油 8g，盐 2g
下午加餐 15：00	煮苹果 肠内营养素	去皮苹果 100g 营养素 30 ～ 50g，温开水 150 ～ 200ml
晚餐 17：00	西红柿龙须面甩鸡蛋 氽丸子冬瓜	龙须面 50g，鸡蛋 25g，去皮西红柿 50g，肉末 30g，冬瓜 80g，植物油 5g，盐 2g
睡前 19：00	肠内营养液	营养素 30 ～ 50g，温开水 150 ～ 200ml

175. 肠道手术后可以喝酸奶吗?

可以喝，尤其是对牛奶中的乳糖不耐受的患者，酸奶不会造成腹泻，同时也是很好的补钙来源。饮用时应注意酸奶的温度，从冰箱里拿出来的酸奶最好先放到25℃以上的室内，等回暖后再喝；或者隔水温热一阵后用小勺喝，使胃肠更能耐受。饭后1小时喝酸奶为最佳。

176. 腹部放疗导致放射性肠炎，应该如何调理饮食？

腹部放疗极易引发放射性肠炎，应根据放射性肠炎的不同时期给予不同的饮食护理。

（1）早期：患者处于急性期时，由于肠黏膜充血、水肿、肠管痉挛，造成肠蠕动加快，消化功能紊乱，此时处于急性水泻期，应暂时禁食，让肠道完全休息。肠炎初期，由于大便次数多、失水多，患者饮食应以流质食物为主，如大米粥，炒米熬汤，茯苓、白扁豆、薏仁米汤等。如果患者腹泻严重、出汗较多，还应多补充一些淡盐水或蔬果汁，以补充体内流失的水分及电解质。需要注意的是，喝水时要遵循小口、多次原则。暂时不能饮用牛奶和豆浆，以免引起腹胀。如果症状长时间仍不能缓解，应通过静脉注射补充营养，降低营养不良发生的风险。

（2）好转期：随着患者大便次数的减少，腹痛有所缓解，患者可以进食清淡、易消化的流质、半流质食物，如浓米汤、藕粉、杏仁粉、米粉、鸡蛋羹、龙须面、烂米粥、馄饨等。适量添加营养全面的肠内营养，能够有效补充营养，预防营养不良的发生。也可辅助食用一些健脾胃、止痛消肿的食物，如白扁豆、茯苓、芡实、薏米、煮熟去皮的大枣等。

（3）恢复期：随着病情的好转，应逐渐增加营养、少食多餐、循序渐进。此时可进食低纤维的食物，如白面包、面条、烤馒头片、蒸蛋羹、鸡茸粥、鱼肉粥、虾蓉粥等。应避免吃生冷、油腻、油炸类食物，限制高纤维食物摄入，如芹菜、韭菜、萝卜、蒜薹、黄豆芽、玉米等。一般待大便恢复正常的2～3天后，可正常饮食。

177. 确诊肿瘤后该如何调整营养？

结直肠癌患者良好的营养状况是极其重要的，要及早开始营养储备工作，“兵马未动、粮草先行”，跟肿瘤作战也是同样的道理。术前良好的营养状态，能够减少并发症，降低感染的概率，有利于术后康复。患病后饮食应是平衡的膳食，食物宜多样化、营养全面。

术前应确保热量和蛋白质的合理摄入，每餐含有一定量的优质蛋白质，如鸡鸭鱼肉、牛奶、鸡蛋、大豆及其制品等；提供能量的五谷杂粮；还应多食用新鲜的蔬菜和水果，摄入丰富的维生素和矿物质。一日三餐应合理搭配，为了能够保证患者更好地消化吸收，食物质地一定要细软，建议多采用蒸、煮、炖、焖等烹调方法。

手术后为了更好地康复，增强机体免疫力，加快伤口愈合，争取良好预后。术后代谢高潮期过后，在饮食方面保持高蛋白、高维生素（鸡鸭鱼肉、蛋、奶、大豆及制品、各种蔬菜、水果、坚果等）的饮食结构。

进入康复阶段后，应在生活中建立良好的饮食习惯，做到以下几点：

（1）建立良好的饮食习惯，以均衡饮食、合理营养为基础，每日的膳食由谷物、豆类、肉、蛋、奶、蔬菜、水果、油脂合理组成。通过这样的合理膳食及饮食结构，才可以获得维持健康所需的营养。每日至少吃5份蛋白质食物（包括1个鸡蛋、牛奶240ml、100g肉、100g

豆腐）；多选用粗加工的谷类，并增加山药、芋头及薯类食物；至少5～8份不同种类的非淀粉类蔬菜和水果（约有500g蔬菜、250g水果），其中有一半是各种深色蔬菜及绿叶蔬菜。以下食物经常调剂选择，会给机体带来健康的保证，如菌菇类、芦笋、洋葱、蒜薹、番茄、胡萝卜、牛蒡、十字花科类蔬菜（如卷心菜、西蓝花、甘蓝等）、多脂鱼（如鲑鱼、青鱼、鳕鱼、鳗鱼、金枪鱼、比目鱼等）、大豆及其制品、水果（柑、橙、柚、紫色提子和葡萄、苹果、猕猴桃）等。

（2）坚持适当的体力活动和锻炼，保持健康的体重。

（3）不吸烟，不饮酒，食物宜清淡。

（4）用部分白肉（鸡、鸭、鱼、蛋、奶、豆腐等）替代红肉（猪、牛、羊肉等）的摄入。

（5）限制油炸、烧烤、腌制食品，选择橄榄油、亚麻籽油等作为日常烹调油的一部分。

总之，在漫长的抗癌道路上，营养要贯穿整个疾病的治疗和康复，建立科学的饮食观，调动机体的积极因素，维持良好的免疫力，这样有助于降低复发的概率、增强抗病能力、提高生活质量。

178. 如何自测营养状况?

患者自我监测时关注以下三点的变化，就能大致判断自己是否存在营养问题：食物摄入量的变化，体重变化，体重指数BMI的变化。

体重是最简单且直观的营养指标，体重下降说明饮食摄入不足已经持续了一段时间。不要等到体重下降后再关注自己的营养，饮食量减少时就应当引起重视。体重下降是发生营养不良风险的信号，因此体重下降时一定要引起重视，可以咨询临床医生及营养师并进行评估，制订适合自己的营养支持方案，以改善营养状况。

注意，最好选在晨起空腹且穿着相对固定的情况下称量体重。如果不在晨起后称重，也要选在相同时间段称重比较。

以下公式供自测：

计算体重指数，体重指数（BMI）＝体重（kg）÷身高（m）^{2}

例如：BMI（20.7）＝60kg÷1.72（m）^{2}

理想的BMI值在18.5～23.9之间，但在治疗期间，BMI值最好在22～25之间，此时有较好的体能耐受治疗，对患者有益。

除运动员体质外，该计算公式对于一般人来说都是适用的。如果BMI是在理想范围内，但体重在近1个月内下降了几千克，就需要引起重视，说明你有营养不良的风险，会给治疗及康复带来不良影响。这种情况下需要由专业的临床营养师进行评估，制订个性化的营养治疗方案，进行营养干预，尽快改善营养状况，降低营养不良的发生概率，有良好的预后。

179. 化疗前、后进行手术，如何抓住营养调理的最佳时机？

无论是化疗后进行手术还是手术后化疗，距离下次治疗大约都相隔1个月左右，患者在治疗期间会出现一些不同程度的不良反应，尤其是消化道反应，例如食欲缺乏、恶心、呕吐等，导致体质下降，进一步会增加营养不良的风险。因此，该间隔期的营养支持就显得格外重要。在这宝贵的3～4周内，应通过身体调理和营养支持改善营养状况，从而恢复到一个良好的营养状态，为治疗做好营养储备，减少并发症，使机体恢复得更快、预后更好，提高患者的生活质量。

180. 什么情况下应当加餐？

加餐应根据患者的具体情况而定。

（1）患者手术后开始进食，一般遵循少食多餐、循序渐进的原则，以减轻肠胃负担。由于每餐摄入量少，因此，需要餐间加餐。

（2）由于患者不能正常饮食，且体重下降，而且治疗期间身体需要额外的热量和蛋白质来维持体重。此时需要增加进食餐次，达到一日5～6餐，累加起来需不少于原来的进食量，从而及时补充机体所需的营养、保住体重，维持良好的营养状态，顺利完成抗肿瘤治疗。

181. 睡眠不好应该如何调理？

失眠是由各种原因引起的，饮食方面调理可能会助力睡眠，但也因人而异。可以尝试以下食物，如香蕉、温牛奶、全麦面包、燕麦片、蜂蜜、小米粥、亚麻籽、杏仁、土豆、菊花茶等。例如，可以在睡前饮用一杯温热牛奶外加一小块面包或半根香蕉。另外，建议患者多接触大自然，适当进行身体活动，保证每天能晒太阳（晒后背）。长期失眠且通过饮食调理效果欠佳者，应及时咨询医生，必要时借助药物改善症状。

182. 含铁高的食物有哪些？

含铁丰富的食物主要包括动物肝脏、动物血、豆制品和猪、牛、羊瘦肉等。对于缺铁性贫血患者，尤其是长期处于隐性失血状态的结直肠肿瘤患者来说，以上含铁丰富的食物是最好的补铁来源。另外，摄入富含维生素C的蔬菜和水果，有助于铁的吸收、利用，这类水果包括猕猴桃、柠檬、柑橘、鲜枣、刺梨、山楂等。

183. 贫血有什么饮食建议？

患者应选择富含优质蛋白的食物，如猪肉、牛肉、羊肉、各种肝类等含铁丰富、吸收率高的肉类以及蛋类；另外，也要多吃蔬菜、水果，因为蔬菜、水果富含维生素C，可以帮助植物铁的吸收。含维生素C较高的水果有猕猴桃、柠檬、柑橘、鲜枣、刺梨、山楂等，餐后半小时至1小时内进食水果有利于铁的吸收利用，如果出现贫血严重的状况，应遵医嘱补充铁剂。

另外，人体缺乏维生素B_{12}和叶酸时也会导致巨幼细胞贫血，维生素B_{12}主要存在于动物的肝脏、肾脏和肉类中，其次为鱼类、贝类（蛤）、蟹类、蛋类和奶类。叶酸主要存在于动物肝脏、肾脏、酵母和绿叶蔬菜中。放、化疗期间应多补充这些食物以纠正贫血。

184. 放化疗出现腹泻时，应该如何调理饮食？

肿瘤治疗、药物作用以及不合理的饮食都有可能加快肠道蠕动，从而引发腹泻。不受控制的腹泻可导致脱水、体重下降、食欲缺乏、身体虚弱等后果。因此，饮食上应避免食用会加重腹泻的高纤维食品，如坚果、瓜子、全谷物、豆类、干果、生的水果和蔬菜；也要避免食用高脂肪食品；应选择低纤维的蔬菜，如冬瓜、去皮西红柿、去皮茄子、去皮西葫芦、胡萝卜、土豆、去皮熟大枣等，并辅以焦米汤、蛋黄米汤等食物；建议喝一些（自制）果汁和蔬菜汁以保持电解质平衡或饮用电解质饮料；喝水时应遵循小口、多次原则，全日饮水要适量；可以吃些健脾食品，如将茯苓、薏仁米、白扁豆、山药等煮水喝；严重腹泻，尤其是由放射性肠炎导致腹泻的患者需要暂时禁食，可以借助肠外营养补充营养。恢复饮食后，应以细、软、烂、少渣、易消化的食物为宜；建议适量服用一些改善肠道微环境的益生菌。

185. 缓解便秘应选用哪些食物？

患者因生活习惯或因药物治疗出现便秘时，应增加富含膳食纤维食物的摄入，如新鲜蔬菜（至少摄入500g）、水果、杂豆类、燕麦、红薯、芋头、海带、魔芋、苹果、熟香蕉、核桃、无花果、杏仁、生大枣等；增加饮水也可以缓解便秘，可选择蜂蜜水、苦荞茶、花茶水、蔬果汁等，每天至少要喝8～10杯水，总量达到2L以上；另外，还可以多吃（生、熟）萝卜、蒜苗、果酱、生黄瓜等产气食物，加快肠道蠕动，帮助排便；建议补充益生菌，益生菌能缓解便秘并有效调节肠道微环境；另外，适当的运动，以及养成良好的排便习惯（排便时避免玩手机）也有助于缓解便秘。

186. 出现腹胀该怎么办？

出现腹胀后，应避免食用易产气、粗糙、多纤维的食物和饮品，如豆类、洋葱、马铃薯、牛奶、碳酸饮料等；进食正餐时不要喝太多汤汁或饮料，最好在餐前30～60分钟喝；应注意少量多餐，勿食口香糖，进食时勿说话，以免吞入过多的空气；另外，轻微运动或散步可减轻腹胀感，亦可通过腹部按摩缓解症状。

187. 哪些属于流食、半流食食物？

（1）流食食物包括：浓米汤、嫩蛋羹、牛奶、豆浆、香蕉牛奶、木瓜牛奶、浓藕粉、果汁、菜汁、各种肉汤类、特殊医用配方食品等。

（2）半流食食物包括：各种粥类、面条、馄饨、面包、蒸蛋羹、蛋花汤、卧鸡蛋、蛋糕；各种奶类、豆浆、豆腐脑、鸡蛋烩豆腐；鲜果汁、果泥、果冻、瓜类、香蕉、柑橘类；菜泥、少纤维的制软、制烂的蔬菜；嫩肉丝、鱼丸、虾丸等。

流食、半流食饮食适合术前减少肠道准备、术后刚开始进食、咀嚼困难、发热的患者选择。

188. 化疗期间应该如何调理饮食？

（1）化疗前和两次化疗之间阶段

患者表现：食欲基本正常，消化、吸收正常，无发热，这一阶段是患者补充营养的最佳时期——不存在化疗反应，饮食正常。良好的营养可以增强免疫力，提高化疗的抗不良反应能力。饮食安排基本以普食为主。

原则：高热量、高蛋白、高维生素，适量脂肪、缺铁性贫血要摄入含铁高的食物，三餐为主，适当加餐。

要求：饮食热量必须保证维持体重或增加体重，蛋白质摄入量应高于普通人，且其中一半应来源于优质蛋白（肉、蛋、奶）；应增加含铁、叶酸、维生素C高的食物，如动物肝脏、瘦肉、肾脏、蛋及酵母和绿叶蔬菜，以及香蕉、柑、橘、橙、柚、猕猴桃、鲜枣、刺梨等水果；避免食用煎炸食物；每天应保证摄入500g左右的蔬菜，200～400g的水果。

（2）化疗初始阶段

患者表现：可能出现食欲缺乏、胃部灼热、轻微腹痛腹泻、口腔溃疡等症状。虽然开始出现化疗的不良反应，但患者仍可以进食，遵循少食多餐、餐间加餐原则，应尽可能补充营养。饮食可采用半流食（参考半流食食谱），有助于减轻不良反应。

半流食食谱

早餐：

- 发糕50g
- 蒸嫩蛋羹（鸡蛋1个）

上午9点加餐：

- 肠内营养液（150～200ml）
- 蛋糕（1块，50g）

午餐：

- 鸡丝龙须面（1碗，200ml）
- 蒸白菜肉卷加汁（白菜100g，肉25～50g）

下午3点加餐：

- 果蔬泥（100ml）
- 肠内营养液（150～200ml）

晚餐：

- 南瓜粥（1碗，200ml：南瓜20g，大米40g）
- 鱼丸烩冬瓜（鱼肉25～50g，冬瓜100g）

晚7点加餐：

- 肠内营养液（150～200ml）

（3）化疗反应最重阶段

患者表现：出现严重不良反应，恶心、呕吐加重，口腔、消化道溃疡严重，腹痛、腹泻严重，甚至出现发热。已无法正常进食，甚至出现进食抵抗。这一阶段主要在于营养的维持，仅提供少量的热量及营养，用于保护胃肠道功能，减少肠道负担。如不良反应时间超过3天，应接受肠外营养支持，饮食采取部分肠外搭配部分肠内营养的方式，有利于渡过极重反应阶段。饮食安排上采用流食，6～8餐/日，可随意饮食。

化疗期间提供食疗验方供参考：

养血粥：当归3g、黄芪5g、熟地3g、砂仁2g、枸杞子3g、紫米15g、大米15g、小米20g、花生米15g、红小豆10g、小枣25g。做法：把中药备齐大火烧开后改文火煎20～30分钟，500ml水煎至100ml去渣，作为药汤待用。用600～700ml水煮粥，煮至8成熟后，将汤药倒进粥里直至煮熟后食用。

如果在化疗期间出现贫血、白细胞低、精神疲倦、头晕、眼花、心悸、气短、毛发不泽或易脱落、羸瘦萎黄等症状，可自制以上食疗药膳服用，每日一次。治疗期间，合理的营养搭配配合食疗药膳，有助于缓解症状，营养状况改善也会让抗肿瘤治疗发挥最佳效果，切记“保体重就是保健康”。

189. 怎样合理安排饮食和化疗时间?

患者在化疗期间要合理安排饮食。化疗当天，饮食应清淡可口。建议在化疗前2小时进食，这样在化疗时食物基本消化完成，属于相对半空腹状态；化疗结束后晚餐可以晚些吃，拉开反应时间；这样可以避免或减轻恶心、呕吐等消化道症状。

另外，口服化疗药建议在饭后半小时吃或遵医嘱，能减轻患者消化道反应的不适感。

190. 化疗期间有什么增加营养的饮食建议?

（1）一天内少食多餐，而不是一天三餐。必要时吃点零食，治疗期间如果体重下降，零食可以帮助恢复体重。

（2）在任何时间吃喜欢吃的食物。

（3）每隔几小时吃点东西，不要等到饿的时候再吃。

（4）感觉非常饿的时候，可以享用一顿“大餐”，例如早起之后感到很饿，就把早餐当作一天中最重要的一餐。

（5）用餐或吃零食时尽量选择高热量、高蛋白的食物。

（6）补充高热量、高蛋白的饮品，如罐装医用食品。

（7）大部分流食要分配在两餐之间喝，而不要在用餐时喝。

（8）高蛋白质食物可选择鸡蛋沙拉、肉禽类、鱼类、豆类、坚果等。

（9）不要害怕尝试新的食物，有些之前不太喜欢的食物会在治疗期间变得“更好吃”。

（10）化疗期间早餐尽量选择清淡的食物，量取平时的一半，餐后1～2小时进行化疗，这样可有效减轻化疗导致的恶心等不适症状。

191. 放疗期间患者应如何调理饮食？

（1）放疗可以产生热毒。羊肉等温热性食物最好不吃，强烈的调味品要少用。可多选用具有滋阴清火的梨、西瓜、绿豆、豆腐脑、银耳、百合、藕、鸭肉、鸭蛋、甲鱼、鱼腥草、马齿苋等清热解毒的食物以减轻症状。放疗中有胃肠道反应，出现食欲减退、味觉迟钝，饮食应以营养丰富、清火的食物，如梨、绿豆、银耳等；恶心、呕吐者可在食物中加姜汁或喝些陈皮茶；食欲减退时，食物应加工得可口、清淡易消化，遵循少食多餐；还可选用健脾和胃、助消化的食物，如淮山药、薏米、山楂等；出现黏膜损伤，吞咽困难时选用易消化、易咀嚼的食物，如各种菜肉粥、龙须面、馄饨、菜泥、汤类等；出现放射性皮炎、黏膜炎等皮肤损伤时，除加强皮肤护理外，膳食中要注意补充富含维生素A的肝、蛋、奶制品、红绿色的果蔬；加强摄入富含维生素C的新鲜蔬菜、水果。

（2）如果进食量减少或体重减轻，饮食摄入不足，应给予肠内营养支持，替代一部分食物，减少营养不良发生的风险，还要关注富含优质蛋白食物的摄入，这是维持机体免疫力，阻止肌肉减少、纠正低蛋白血症必不可少的物质基础。

（3）腹部放疗也可能导致放射性肠炎、膀胱炎，表现为腹泻或便秘、尿频等，应保持大便细软通畅，减少对肠道的刺激，如有腹泻（具体参考放射性肠炎导致腹泻的饮食调理）要少吃粗纤维多的蔬菜、粗杂粮和适量限制汤水量，辅以焦米粥、蛋黄米汤等食物。喝一些果水、菜水以保持电解质平衡。

（4）放疗亦可能导致便秘，便秘者应增加含膳食纤维素的食物的摄入，如增加蔬菜、水果、薯类、豆类、坚果的摄入量。饮食上要多增加水分，可饮蜂蜜水、花茶水、蔬果汁等并增加富含可溶性膳食纤维的食物，如海带、魔芋、苹果、香蕉、核桃等。

（5）对烦躁、口干、便秘、尿黄等患者，可食用梨汁、甘蔗汁、葡萄汁等。荸荠汁清胃火，香蕉汁清肠火，苹果汁清心火，可以根据自己的症状选择。

（6）针对放射治疗患者出现的咽干、咽痛、口腔糜烂、吞咽困难、大便燥结等症状，可通过食疗减轻自主症状。食疗方可参考如下食用：

清咽润燥粥：

生地3g、元参3g、麦冬3g、陈皮2g、银耳3g、山药5g、大米25g、小米25g。具体做法同养血粥，见82页。

192. 如何减轻放化疗引起的食欲下降？

放、化疗均可以引起食欲减退、恶心等胃肠道反应，此时应少食多餐，采用高热量、高蛋白饮食原则。另外，可以经常变换烹调方式与食物形态，注意食物色、香、味的搭配，通过尝试各种温和调味料来增加食欲；用餐前可以适当活动或食用少许开胃、助消化的食物，比如炒山楂、鸭肫、麦芽、萝卜、山药、刀豆、酸奶等。此外，还可以选择一些酸甜味的食物达到开胃的效果。鼓励患者多进食富含维生素A、维生素C的蔬菜和水果，如绿叶蔬菜、胡萝卜、猕猴桃，鲜枣、番石榴、草莓、山楂、柚等来提升患者的食欲。化疗中出现恶心、呕吐等症状时可口含话梅、姜片（或榨的姜汁），对于止呕有一定帮助。反应较重时可进食清淡、易消化的食物，加以焦米粥、烤面包片及馒头片等有醒脾的作用以促进食欲；还可以配上少许咸菜或者腐乳来缓解，该方法因人而异，可以进行尝试。患者尽量放松心情，适当运动。如果症状仍然没有明显改善，应告知主治医生，必要时口服促进食欲及胃动力的药物来改善症状，也可适量补充一些维生素及矿物质。如果胃肠道反应较重，进食明显较少已超过3天，应通过肠外营养补充的方法，以缓解胃肠道反应的危机现象。

193. 出现腹泻为什么需要补充含钾的食物？

腹泻除了使机体丢失水分，还会丢失钾、钠等电解质，因此，如果患者频繁腹泻，为了防止电解质紊乱，维持机体内环境的稳定，除了需要补充富含电解质的水分外，还需要补充一些含钾高的食物，尽快纠正电解质紊乱。含钾高的食物有香蕉、桂圆、牛油果，以及甜菜叶、白薯叶、苋菜、菠菜、芥菜等绿叶蔬菜。可将蔬菜、水果煮熟后用捣碎机制成蔬果汁，补充的效果会更好。

194. 如何减轻口腔溃疡的症状？

出现口腔溃疡后，应注意减少口腔刺激，并保持口腔清洁，以减轻疼痛。饮食方面应加强营养，以高蛋白、高维生素的食物为主，有助于加速愈合过程。选择易消化、质软、清淡无刺激性的食物。烹饪方式以清炖、蒸、烩为主，少食多餐，尽力选择匀浆膳或少渣半流质的饮食。多饮水（也可选择苦丁茶、苦荞茶、金银花茶等），也可将蔬菜及水果制成蔬果汁，满足机体的需要。另外，应避免食用过热、过咸、刺激性及酸性（西红柿、泡菜、橘柚等）的食物，以减轻不适感。必要时患者可用吸管吸吮液体食物，避免接触口腔溃疡面。另外，患者可口服维生素B_2，还可以尝试酸奶、冰激凌等食物来缓解口腔内的烧灼不适感。

195. 化疗期间为什么要多饮水?

化疗会造成消化道的不良反应，也会造成水分摄入不足，导致机体内环境紊乱。多喝水除了能满足机体的基本需求外，还可以促进药物代谢产物及毒素排出体外，减少对胃肠道、肾脏等的损伤。

化疗期间每天应喝水不少于2000ml，这样不仅能维持患者的正常生理代谢，减轻化疗的不良反应，还能保证足够的尿量。化疗24小时内，患者的尿量不应少于1500ml；输注铂类化疗药物的患者24小时内的尿量应达到2000～3000ml，以促进毒素的排出。

196. 某些化疗药物会引起尿酸升高，如何调理饮食?

化疗药物会破坏大量的白细胞，致使核蛋白转化率增加，导致血液中的尿酸增加，引起高尿酸血症。化疗过程中应注意观察患者尿量和尿色的变化，鼓励患者多饮水，保证每日有充足的液体摄入。患者每日的尿量应超过2500ml，以促进尿酸的排泄。除遵医嘱接受药物治疗外，还应在减少尿酸盐结晶沉淀的基础上给予患者低嘌呤饮食，以少肉多蛋、宜碱忌酸、宜清淡忌味重为原则，让患者多吃蔬菜、水果。痛风发作期间的蛋白质食物应以牛奶、鸡蛋为主。

患者可以食用海蜇、海藻、海参、大米、小米、面、麦片、藕粉、核桃、杏仁、花生、百合、莲子等嘌呤含量少的食物；忌食动物内脏、海鲜、贝类等富含嘌呤的食物；少喝煲制的荤汤，以减少尿酸的形成。

197. 化疗药物引起肢体麻木，应该怎样靠饮食调理？

有些化疗药物会引发患者肢体麻木的症状。此时，除了遵循医嘱用一些为神经提供营养的药物外，还应在饮食上增加具有营养神经系统功效的食物，如动物肝脏、牛肉等肉类、鸡蛋、奶、鱼卵、酵母、米糠、麦麸、全麦、燕麦、黄豆、豇豆、豌豆、核桃、花生、菠菜、小白菜、油菜、茼蒿、红苋菜、茴香、芹菜、西红柿、竹笋、香蕉等。另外，患者应避免进食生冷食物，避免接触寒冷物体并注意保暖，还可通过按摩肢体来缓解症状。

198. 化疗患者需要注意补充哪些维生素和矿物质？

患者用药后机体消耗会增加，易造成一些维生素、矿物质的缺乏，叶酸缺乏也常见，应多摄入含叶酸多的食物，如动物肝脏、蛋、绿叶蔬菜、柑橘、香蕉等；化疗还可导致神经损伤，引发腿脚疼痛、麻木、肌肉无力以及发痒等症状，应注意补充富含维生素E、B族维生素和钙、镁、锌的食物，如亚麻籽油、橄榄油、五谷杂粮、瘦肉、海产品、坚果、酸奶、香菇等。如果化疗周期较长，不良反应增加，则有必要补充复合维生素、矿物质和维生素D_3等。另外饮食方面需要注意食物多样化，营养均衡。

199. 放化疗后恶心、呕吐怎么办?

（1）食用酸味、咸味较强的食物可减轻恶心、呕吐等症状，还可饮用清淡、温凉的饮料，如陈皮茶、麦芽茶、白萝卜水、鲜藕荸荠汁、鲜榨果汁等。

（2）避免吃太甜或太油腻的食物。呕吐严重时，应避免在2小时内进食。

（3）起床后及运动前吃较干的食物可抑制恶心，如饼干或吐司面包，活动后勿立即进食。

（4）用餐时注意干、稀分食，先食用固态食物，间隔一段时间再饮用汤汁或饮料。

（5）冷、热分食，避免同时摄食冷、热的食物，否则易刺激肠胃，引发恶心。

（6）少量多餐，避免空腹，空腹会加重恶心的感觉。

（7）接受治疗前2个小时内应避免进食，以防止呕吐。适合恶心、呕吐患者吃的食物有烤馒头、烤面包片、花卷、包子、松糕、姜片粥、西红柿疙瘩汤、蒸山药、土豆泥、海参、清蒸鱼、豆腐丝、萝卜炖排骨、山楂糕、荸荠、柠檬、柑橘、米醋、酸奶、麦芽等。还可吃一些健脾消食的食物，如山楂、萝卜、酸奶、麦芽、莱菔子等改善症状。

200. 放化疗期间感到疲劳，该如何调理饮食？

很多原因可导致疲劳，包括肿瘤治疗、食物摄取不足、睡眠不足、情绪因素、白细胞计数低下以及服用某些药物等。如果属于医源性疲劳，医生可以对症治疗，改善患者的自我感觉。另外，治疗期间还可以采取营养补充的措施来解决疲劳问题。

患者可多食用对神经细胞和精神状态有良好影响的食物，如富含优质蛋白的肉、蛋、奶等。如果富含优质蛋白的食物摄入较少或饮食受限，可补充一些乳清蛋白粉和肠内营养。另外，新鲜的蔬菜和水果也要满足一定的摄入量，可做成蔬果汁补充，这样患者的耐受性会更好。此外还可通过食疗缓解症状，可以食用一些具有补血、补脾、益气功效的山药、大枣、桂圆、莲子、茯苓、枸杞子、芡实、百合、阿胶、鸽肉、蛋等食物。

201. 怎样吃可以缓解治疗期间的口干症状？

为减轻口干的症状，患者可咀嚼口香糖来刺激唾液分泌，还可饮用淡茶、山楂或香蕉饮料、柠檬汁或高热量饮料等；进食时应注意小口细嚼，选择常温、柔软、湿润的食物，避免调味太甜、太咸、太浓的食物；避免食用容易粘住上腭的食物，如花生酱或白面包。食物应制成较滑润的状态，如果冻、肉泥冻、菜粥等；可以在食物中加入黄油、肉汤、酸奶、牛奶或水使其口感湿润；也可将较干质地的食物蘸上液体或浸入液体后食用；亦可搭配肉汁、肉汤或饮料一起进食，有助于吞咽；多食用多汁的水果，如梨、马蹄、藕、桃、苹果、瓜类等。可以经常喝山楂水和柠檬水。

饮食中可增加一些滋阴生津的食物，如藕汁、梨汁、橙汁、橄榄、无花果、罗汉果、酸梅汤等；也可以自制一些水果汁，比如清胃火的荸荠汁、清肺火的梨汁、清肠火的香蕉汁、清心火的苹果汁，可根据患者自身喜好选择。应注意限制过咸和辛辣的食物。

需注意的是，患者不可滥用漱口药水；注意保持口腔湿润，防止口腔感染的同时，此时亦可保护牙齿；应避免用口呼吸。

202. 味觉改变如何调理？

味觉改变一般和治疗中出现的不良反应有关，包括味觉丧失，对苦味、金属味等异常敏感等。酸味（如柑橘、柠檬等）和甜味能够改善苦味及金属味（对金属味敏感的患者应尽量避免使用金属器皿）的异常敏感，烹调时可多选用甜味及酸味的调料。患者应避免食用苦味较强的食物，如芥菜、苦瓜等，改为食用芳香味道较重的食品，如香菇、茴香等。可以通过变换食物的质地、菜色的搭配及烹调方法等来增强嗅觉、视觉上的刺激，弥补味觉的不足。另外，如果觉得肉类有苦味，可采用冷盘或利用调味剂降低苦味；烹调前用少许酒、果汁浸泡肉类或混入其他食物中食用，也可以提高肉类的接受程度；亦可用蛋、奶制品、豆类、豆制品或干果类取代之，以增加蛋白质摄入量。

203. 放化疗后白细胞和血小板低该如何调理饮食？

白细胞和血小板减少是放、化疗造成的骨髓抑制所引起的副作用之一，白细胞降低的患者在饮食方面除了要注重营养的充足，还要补充高蛋白食物。蛋白质是合成白细胞、血小板等物质的基础，也是维持良好免疫力不可或缺的基础。含有优质蛋白的食物包括鸡蛋、牛奶、酸奶、瘦肉、动物肝脏、鱼类、海产品、大豆及其制品、乳清蛋白粉等。另外，患者还要保证新鲜水果和蔬菜的摄入，这些食物含有丰富的抗氧化物质，具有抗炎、抗自由基、提高机体免疫力的作用，可给机体带来很多益处。

患者可以交替着食用牛尾菌菇汤、脊骨蔬菜菌菇汤、猪蹄黄豆花生汤、鲫鱼豆腐汤等（一定要将汤里的食材吃掉），以提高血细胞水平。

给大家两个食疗方供参考：

（1）鸡血藤30g、黄芪15g、大枣10枚。一起煮水喝。

（2）大枣50g、花生米50g（花生衣1g）、玉米须少许加少量红糖煮水喝，煮好后把玉米须弃掉喝汤吃渣（血小板低的患者）。

204. 治疗期间白蛋白降低应该如何纠正?

患者白蛋白降低提示有营养不良的风险，对于术后患者来说，白蛋白降低会导致手术切口的愈合延迟，增加感染概率；对于放化疗患者来说，白蛋白降低可能导致治疗中断。因此，应当及时进行营养干预，纠正低白蛋白血症。应在患者的饮食中补充高蛋白食物，如肉、蛋、奶以及大豆制品等富含优质蛋白的食物。此外，最好添加蛋白营养补充剂——蛋白粉，能帮助患者更高效地补充蛋白质，纠正低蛋白血症。

205. 蛋白质的重要性有哪些？

（1）蛋白质是最重要的营养物质之一，没有蛋白质就没有生命。

（2）蛋白质是组成人体所有组织、细胞的主要成分——人体内的血液、肌肉、内脏、骨髓甚至指甲和头发，没有一处不含蛋白质。

（3）蛋白质参与人体内环境的各项生命活动——肌肉收缩、血液循环、呼吸、消化、感觉功能、思维活动等。

（4）对于肿瘤患者来说，蛋白质更重要的作用是合成抗体（抗体主要由某种蛋白质构成），使人体具有抵御疾病、抵抗外界病原侵袭的免疫力。

206. 优质蛋白和非优质蛋白的区别？如果对动物蛋白不耐受该怎么办？

机体通过摄入动物性蛋白和植物性蛋白来获取蛋白质。其中，蛋类、奶类、肉类、海产品、大豆等属于优质的动植物蛋白质来源，含有人体必需的氨基酸，它们的蛋白模式和人体的很接近，利用率较高，能让我们更有效地合成自身蛋白，补充机体所需的蛋白质。

建议吃动物蛋白的原因是，除了大豆及其制品，绝大部分植物蛋白质中，赖氨酸、蛋氨酸、苏氨酸和色氨的酸含量相对较低，营养价值也相对较低，属于非优质蛋白。

肿瘤患者需要补充能量及多种营养素，其中，蛋白质的补充尤为重要。一是优质蛋白质是维持机体正常免疫力的物质基础；二是在治疗期间保证优质蛋白质的摄入，有助于预防肌肉丢失，维持良好的营养及功能状态，提高患者的生活质量。

建议通过食物补充优质蛋白质，如果患者很少食用动物性蛋白食物或者抗拒这类食物，可以选择大豆蛋白。另外，还可以通过增加富含氨基酸的菌菇类、杂豆、坚果等食物来提高蛋白质的摄入。

207. 什么是营养支持治疗?

营养支持治疗是指通过营养教育、饮食指导、肠内及肠外营养支持等途径，预防和治疗营养不良，调节免疫代谢，最终达到改善营养状况、降低营养不良的发病风险、增强抗癌治疗效果、减少抗癌治疗不良反应、提高患者生活质量等目的的一种治疗方式。

208. 患者在什么情况下需要补充医用食品?

属于下列情形的患者需要补充医用食品（补充肠内营养）：

（1）手术前需要营养支持的患者。

（2）手术后刚刚恢复经口饮食，以流质和半流质饮食为主的患者。

（3）放化疗期间食欲减退、饮食减少、体重下降，需要补充营养的患者。

（4）不能经口饮食，需要借助鼻饲管或空肠造瘘的患者。

（5）普通饮食不能满足机体营养需要的患者。

（6）存在营养不良风险的患者。

（7）康复期需要加强营养的患者。

医用食品是为了满足进食受限、消化吸收障碍、代谢紊乱或特定疾病状态人群对营养素或膳食的特殊需要，专门加工配制而成的配方食品。

医用食品可提供全面均衡的营养，存在营养不良或营养风险的患者均可获益，包括缩短住院时间、减少并发症，降低住院费用等。

口服这类医用食品时应循序渐进，遵循由稀到浓、由少到多、小口啜饮的原则，最好在医生和营养师的指导下服用。

209. 饮食受限导致蔬菜、水果摄入不足，应该如何补充？

蔬菜富含维生素、矿物质、膳食纤维及抗氧化物质，可谓是“抗癌尖兵”。每日保证一定量的蔬果摄入，对患者来说是大有益处的。如果肿瘤患者在治疗过程中，因为咀嚼困难、饮食受限等导致蔬菜、水果摄入量不足，可以将蔬果打成果蔬汁后补充摄入。如果确实因进食困难而导致蔬菜、水果摄入不足，可以暂时用复合维生素矿物质片剂以及膳食纤维来弥补摄入的不足。

自制蔬果汁的方法：

准备食材：胡萝卜50～75g
芹菜50g
其他蔬菜（最好绿叶菜）50g
中等大小苹果1/2（可不加）
油（橄榄油、亚麻籽油、花生油）或坚果10g，任选其一

制作方法：锅中放水200ml烧开后，先煮胡萝卜至八成熟，之后放入其他蔬菜、油或坚果。再次开锅后关火，待温度降至温热后把蔬菜放到捣碎机里加入之前煮蔬菜的水制成250～300ml蔬果汁。

210. 康复期应该如何进行食疗？

患者经过一段时间的治疗后，身体损耗很大。进入康复期后，身体各方面功能逐渐恢复，食欲有所增加。可根据自身体质选择一些食疗药膳来调理身体。食疗的处方很多，现介绍几种比较简单易行的食疗方。①猪肚莲子：把莲子放进猪肚中煮，有健脾益肾、补气的功效；②黄芪甲鱼汤：有补气、滋阴养血的功效；③红枣山药银耳冰糖饮：有滋阴养血、益肺补气的作用；④山药薏仁柿饼粥：山药双补气阴，扶助正气，薏仁利湿祛邪，柿饼润肺；⑤枸杞子乌鸡汤：滋补肾阳，益气血；⑥枸杞子银耳冰糖羹：滋补肾阳，滋阴润肺，益胃生津等；⑦清炒血豆腐：有补气益血、解毒等功效。以上都可作为康复期的饮食内容，或结合自身的实际情况来调理身体，改善身体状况，有利于机体康复。

211. 什么是平衡膳食？

我们把能提供人体每天所需的主要营养元素和微量营养元素、比例适当，且能够维持正常生理功能、促进生长发育和健康的膳食称为“平衡膳食”。

平衡膳食指将谷物、豆类、肉、蛋、奶、蔬菜、水果、油脂等食物合理搭配，达到营养全面的膳食。通过平衡膳食，人体可以获得维持健康所需的各种营养成分。我国早在西汉时期就对合理膳食有过精辟的论述，提出“五谷为养，五畜为益，五菜为充，五果为助”，这一论述符合现代平衡膳食的基本原则。中国营养学会于2023年制定并公布了最新版的中国居民膳食指南，以宝塔的形式展示了每天应摄入的食物种类和分量，即“中国居民平衡膳食宝塔”。该指南是一本指导中国人科学、合理饮食的“教科书”。建议康复期的患者在日常生活中按照膳食宝塔的指导，合理搭配饮食，做到营养均衡，为机体带来健康的保障。

212. 哪些因素可以提高机体免疫力?

人体的特异性免疫（获得性免疫）大多取决于饮食、睡眠、运动、压力等环境因素，饮食尤其具有决定性作用。因为很多营养素都能协助刺激免疫系统，调节免疫功能。各免疫器官要想成熟，不能没有原料；要想拥有良好的免疫功能，首先要保证各种营养物质的均衡摄入，将免疫系统搭建起来。蛋白质和脂肪是构成免疫细胞、免疫组织所需的重要营养物质。营养不良会导致免疫失调，利用药物改善免疫力并不是最佳方式，要想维持正常的免疫力，合理营养永远是第一选择，即营养摄入充足、食物多样化以及均衡饮食。

均衡合理的饮食应该如何搭配呢？给大家以下几点建议：

（1）谷类食物是能量的主要来源（优质的碳水化合物包括五谷杂粮、薯类、山药等）。

（2）补充优质蛋白（蛋、奶、肉、大豆类等）。

（3）多吃蔬菜、水果（新鲜的水果和蔬菜富含维生素、矿物质及适量的膳食纤维，每天至少要吃500g左右的蔬菜，200g左右的水果）。

（4）选择合适的烹调用油，每天应摄入25ml左右的油脂，适量的油脂可以维持细胞膜的完整性，有利于脂溶性维生素的吸收（亚麻籽油、橄榄油、花生油、茶籽油等可穿插搭配食用）。

（5）水分摄入要充足（调节机体内外环境、利于毒素的排出等）。

这里要强调的是，优质蛋白是维持正常免疫力的重要原料。鸡鸭鱼肉、蛋、奶、大豆制品都是优质蛋白的来源。每日1个鸡蛋、250ml牛奶、100～150g肉、100g豆腐或50g豆制品，就能基本满足一名体重60kg左右患者优质蛋白的需要量。如果食物摄入有限或不足，可以用蛋白粉补充。

除了饮食，患者还应注意放松心情和自我调适。良好的心态是战胜疾病的统帅，拥有积极的心态对于预防和治疗疾病来说都大有裨益。反之，恐慌、焦虑等不良情绪会削弱我们的免疫力。有了好的心态，摄入的营养也能发挥它应有的功效，二者相辅相成。

另外，适当运动可以促进机体气息的通畅，有规律的锻炼能够强身健体、改善免疫系统。再有就是睡眠，良好的睡眠对于消除疲劳、恢复体力、维持正常免疫力来说都是至关重要的。

213. 抗炎食物的作用是什么？

炎症是癌症的催化剂，抗炎食物可以增强机体免疫力、抑制炎症反应，起到更好的抗炎作用。一些抗炎食物富含单不饱和脂肪酸、亚麻酸、DHA、EPA，不仅有利于降低血液中的低密度脂蛋白水平，还能增强机体的抗氧化应激能力，降低炎症的发生。

能帮助抗炎的部分食物包括：牛油果、深海鱼、三文鱼、姜黄、黑巧克力、生坚果、蔬菜、低糖水果、绿茶、椰子油、香辛料（如薄荷、孜然、肉桂、茴香）、有机特级初榨橄榄油/有机草饲黄油等。

214. 肿瘤患者有没有必要每天吃海参?

海参是相对比较珍贵的食物，也是名贵的药材。有滋阴血、润内燥之功效。现代研究表明，海参具有提高记忆力，预防动脉硬化、糖尿病以及抗肿瘤作用。患者可根据经济条件和体质选用，1周吃3～4次即可。

海参不属于优质蛋白，低蛋白血症的患者用海参作为补充蛋白的效果不好，但海参可以和肉类一起搭配食用，能够提高蛋白质生物利用率。

215. 治疗中可以吃加工的熟肉制品吗?

在治疗期间，如果患者食欲不佳，可适量食用熟肉制品调剂口味，但不建议多吃，尤其结直肠癌患者，注意食用频次和数量。熟肉制品在加工过程中会添加一些食品添加剂等，同时又由于运输、储存的环节不当，可能导致微生物滋长，存在一定的食品安全隐患，所以还是建议吃新鲜的、自己烹调的肉制品为好。

216. 胃肠道患者出院之后宜选用哪些主食?

胃肠道术后的患者，米、面制品都可以吃，烹调时应以蒸、煮等为主，如龙须面、面片、馄饨、小包子、饺子、发糕、馒头、肉龙、小点心等软食。术后（2个月左右）可根据肠胃消化情况，增加山药、芋头等食物。应少吃粗杂粮等不好消化的食物，以减轻肠胃负担。

217. 胃肠手术后为什么不宜吃烧烤类食物?

烧烤类的食物在烤制过程中会产生致癌物质，对于胃部肿瘤患者来说，患病原因大多和不良的饮食习惯有关，所以从安全的角度考虑，应忌吃熏制、烧烤的食物，少吃腌制、油炸的食物，多吃新鲜食物，好好保护我们的胃肠道。

218. 喝酸奶好还是喝鲜牛奶好?

酸奶和鲜牛奶的营养价值都很高。酸奶是由优质的牛奶经过乳酸菌发酵而制成，经过发酵，牛奶中的乳糖和蛋白质被分解成更小的分子（如半乳糖），使蛋白结成细微的乳块，更容易被消化吸收。对于乳糖不耐受的患者来说，酸奶中的乳糖已被降解，不易造成腹泻，所以更推荐这些患者喝酸奶。另外，酸奶中含有的益生菌有助于肠道的消化和吸收，维持良好的肠道微环境，增强机体免疫力。

219. 肿瘤患者能吃保健品吗?

保健品的种类繁多，有些保健品对肿瘤患者有一定的好处，能起到辅助作用，但是，不能将其作用无限夸大（保健品不能代替治疗）。肿瘤患者应进行正规、系统的治疗，如手术、放化疗、中药调理等，营养不良则要进行营养治疗。这些治疗是保健品无法替代的。患者在康复期可以选用一些保健品，但是不能盲目购买，要选择适合自己的，同时要仔细阅读说明书，了解其主要功效后对症选购。另外，还应注意该保健品是否有保健品标志和注册批号，买到正规、安全的保健品。

220. 泡菜、酸菜能吃吗？

当年腌好的酸菜可以用于调剂口味吃，但要注意量和频次。泡菜经过发酵后含有乳酸菌，对身体是有益的，可以吃。总之食物要多样化，但吃新鲜的蔬菜为好。

221. 建议每天蔬菜、水果吃多少？

摄入非淀粉类的蔬菜、水果与降低患癌风险有关，特别是肺癌、口腔癌、咽癌、喉癌、食管癌、胃癌、结直肠癌及乳腺癌等。

按照中国居民膳食指南建议：

（1）水果类每天应摄入200～350g。食用多种多样的水果，如蓝莓、蔓越莓、红石榴、香蕉、橙、柚、紫色提子、柿子、火龙果等。

（2）蔬菜类每天应摄入300～500g，且至少一半是深绿叶蔬菜。深颜色的或五颜六色的蔬菜营养最为丰富，如鲜芦笋、番茄、苋菜、荠菜、菠菜、油菜、西蓝花、紫甘蓝、红菜头、洋葱、蒜苗等，每天最好选用5种以上的蔬菜。

222. 蔬菜生吃好还是熟吃好？

蔬菜生吃和熟吃各有各的好处。如果想更多地保留蔬菜中的水溶性维生素，最好选择生吃。另外，可以根据不同蔬菜富含的营养物质来决定生吃或熟吃。萝卜缨、青椒、洋葱、紫甘蓝等一些蔬菜中所含的维生素C及生物活性物质，很容易在烹调中受到破坏，生吃可以减少营养物质的流失，让我们最大限度地获得好处。而胡萝卜、彩椒、西红柿、甜菜头、油菜等颜色呈红绿或橙黄的蔬菜中含有丰富的类胡萝卜素、胡萝卜素、叶黄素、番茄红素营养物质，这类蔬菜最好熟吃，以保证机体能够充分地吸收上述营养素。

223. 水果和蔬菜能否互相替代?

不能，蔬菜特别是深色蔬菜所含的维生素、矿物质、膳食纤维等均高于水果，水果的碳水化合物、有机酸和芳香物质则比蔬菜多。我国古代的养生理论提出“五菜为充，五果为助”，可见祖辈们早就知道蔬菜和水果各自的营养价值，它们是不能互相替代的。

224. 为增加食欲能吃辣椒吗?

辣椒作为蔬菜和香辛料，在我国具有悠久的食用历史。研究表明，辣椒具有增加食欲、振奋精神、促进血液循环、强胃健脾等功效，辣椒中含有的辣椒素还具有镇痛作用。不过，结直肠癌患者不宜食用辣椒。可以在烹调中增加酸甜口的调味料来调节口味，促进食欲。

225. 康复期可以饮酒吗?

不建议饮酒，可导致单纯热量摄入增加，造成肥胖、酒精性肝硬化、营养不良等风险，还会影响糖类的代谢，尤其对糖尿病患者可导致低血糖的危险。另外还会影响维生素的吸收、增加消耗。

饮酒与增加口腔癌、咽喉癌、食管癌、乳腺癌、直肠癌等发病风险有关，且证据是充分的。

226. 牛奶会促进肿瘤生长吗？

不会。没有科学证据显示牛奶会促进肿瘤的生长，相反，牛奶营养丰富，含有多种增强人体抗病能力的免疫球蛋白（抗体），具有防癌作用。此外，牛奶中所含的维生素A、维生素B_2、钙等对胃癌和结直肠癌有一定的预防作用；进行乳腺癌内分泌治疗的患者，应该注重补充钙和维生素D_3，牛奶是人体最佳的钙质来源，应保证每天摄入250ml的牛奶或酸奶。

227. 牛、羊、鸡肉和鸡蛋是发物吗？

“发物”只是民间的说法，并没有得到现代科学的认可。关于“发物”并没有确切的定义。有些“发物”与过敏性疾病有关，有的则是与疮疡肿毒有关。肿瘤既非过敏性疾病，也非传统意义上的疮疡肿毒，与“发物”这个概念没有关联。民间所谓的“发物”多富含蛋白质和维生素，对肿瘤患者来说有利而无一弊。富含蛋白质和维生素的食物不仅能满足机体的营养所需，还能提高机体的免疫力和抗病能力。选择新鲜的、符合卫生安全标准的食材适量食用，对患者来说就是有益的。“发物”“只能吃碱性食物”等说法都缺乏科学依据，不能偏听偏信，要因病施膳。

228. 营养支持（加强营养）会促进肿瘤生长吗?

有人认为“肿瘤患者增加营养会让肿瘤细胞生长加快，增加复发、转移的概率，应该少吃来‘饿死肿瘤’”。事实是，没有科学证据表明营养支持会促进肿瘤生长，营养支持也不是治疗肿瘤本身，而是改善患者的营养状况，提高患者的免疫力，从而加强抗肿瘤的能力。合理的营养支持不仅不会促进肿瘤组织的生长，反而可以抑制恶性肿瘤，使患者有效配合和承受各种治疗措施，保证治疗效果，有助于延长患者的生存期。

229. 冬虫夏草、灵芝孢子粉能吃吗?

冬虫夏草和灵芝孢子粉属于中医药保健品，在我国有着悠久的使用历史，广泛应用于多种疾病的治疗。冬虫夏草具有补肾益肺的功效，可以提高机体免疫力、改善睡眠、缓解疲劳、促进新陈代谢等。此外，冬虫夏草还具有抗炎、抗氧化的作用；灵芝孢子粉具有补益肺虚、益气安神、补心养血的功效，含有多种抗氧化物质，可以帮助患者提高免疫力。

230. 汤的营养价值高吗?

一般人的观念都是觉得汤比肉更有营养，据测试，汤里所含的营养只占原料的5%～10%，含有少量的非蛋白氮、嘌呤、游离氨基酸，少量的钾、钠、钙、镁等离子，营养密度低。而主要的维生素、无机盐以及大部分的营养（尤其是蛋白质）仍留在了原料（肉）里。肿瘤患者所需要的是肉中的蛋白质，并且大部分患者的食量都有减少的情况发生，所以营养医生建议，要想多补充营养，应鼓励患者先吃肉再喝汤或汤和肉一起吃。如果消化能力很差，或因病情限制不能吃渣（肉），那就只好喝汤了。

231. 酸性体质、碱性体质与肿瘤有关系吗?

食物化学研究将食物分为了酸性和碱性，但这不代表它们会在体内形成酸性或碱性物质。食物在人体内经消化、吸收、代谢后形成的“酸碱性”非常复杂，机体经酸碱平衡调节后会维持正常的酸碱度，正常情况下不会出现所谓的“酸性体质”或“碱性体质”。流行病学研究证明，常吃蔬菜、水果及粗粮等对人体很有利。但要注意的是，肿瘤治疗期间应注意饮食均衡，不能片面地追求水果和蔬菜的摄入量，更要保证足够的蛋白质摄入。

232. 如何制作“清汤”？

正常熬制的鸡汤、肉汤等，晾凉后放于冰箱冷藏室，待汤中油脂凝固后取出，用勺子将表层的油脂去除即可。

附：结直肠癌患者推荐食谱

以下食谱仅供参考，根据自身习惯可微调。以下所指食材重量是生重。

一、手术前食谱

— 软食 —

早餐：

- 面包（50g）
- 鸡蛋（1个）
- 牛奶（250ml）
- 拌双花木耳（白绿菜花各25g，干木耳1g，木耳泡发，然后几种食材焯一下，调味即可）

午餐：

- 软米饭（100g）
- 熘肉片莴笋胡萝卜（瘦肉75g，莴笋50g，胡萝卜25g）
- 炒白菜豆腐（白菜150g，豆腐75g）

加餐：

- 火龙果（1/4个）或苹果（1个）（中等大小）

晚餐：

- 山药百合粥（1碗，大一点的碗）
- 清蒸鱼（鱼150g）

- 蒜蓉油麦菜（烂）（油麦菜200g）

注意事项：术前如有梗阻应禁食，半梗阻应选择质软的流食或少渣半流质饮食，参考如下文。

— 少渣半流食 —

早餐：

- 大米粥（1碗，中等大小：米50g）
- 煮鸡蛋（1个）
- 面包（1～2片）

加餐：

- 苹果（1个，去皮中等大小）

午餐：

- 肉馄饨（1碗，250g：肉75g）
- 虾仁冬瓜（虾仁50g，冬瓜150g）

加餐：

- 果蔬汁（250ml，过筛）（根据患者口味选择果蔬）

晚餐：

- 鸡蓉碎菜粥（1碗，250ml：鸡肉50g，大米50g，菜叶30g先焯一下再切碎）
- 蒸茄泥

— 流食 —

早餐：

- 蒸嫩蛋羹（1个）
- 牛奶（250ml：乳糖不耐受喝舒化奶）

加餐：

- 果汁（200ml）

午餐：

- 肉末胡萝卜米糊（250ml：婴儿米粉50g或煮熟粥后用捣碎机捣碎）
- 乌鸡汤（200ml）

加餐：

- 果蔬汁（200ml）

晚餐：

- 肉菜泥米糊（250ml：婴儿米粉50g或煮熟粥后用捣碎机捣碎）

加餐：

- 浓藕粉（15g，200ml）

二、手术后食谱

— 术后清流食（术后3天左右） —

早餐：

- 稀米汤（250ml）

加餐：

- 果子水（250ml）

午餐：

- 稀藕粉（5g，250ml）

加餐：

- 胡萝卜番茄菜水（250ml）

晚餐：

- 去油鸡汤（250ml）

加餐：

- 苹果水（250ml）

— 术后无渣流食（术后5天左右） —

早餐：

- 浓米汤（250ml）

加餐：

- 藕粉（10g，250ml）

午餐：

- 肉泥米糊（250ml）

加餐：

- 果子水（250ml）

晚餐：

- 婴儿米糊（250ml）
- 甲鱼汤

加餐：

- 杏仁霜（10g，250ml）

— 术后少渣半流食（术后1周左右） —

早餐：

- 果酱包（1个）

- 豆腐脑（1碗，200ml）

加餐：

- 蛋糕（1块）

午餐：

- 鸡丝龙须面（1碗，250ml：鸡肉25g，面条50g）
- 蒸白菜肉卷加汁（肉选择瘦肉部分50g，白菜叶200g，整片菜叶过热水，软后卷肉上锅蒸，出锅浇汁即可）

晚餐：

- 南瓜粥（1碗，250ml：南瓜30g，米40g）
- 鱼丸烩冬瓜（鱼肉50，冬瓜150g）

— 术后少渣软食（术后2周左右） —

早餐：

- 豆沙包（50g）
- 鸡蛋（1个）
- 牛奶（250ml）

加餐：

- 银耳莲子枸杞羹（干银耳2 ~ 5g，莲子干3 ~ 5g，枸杞子少许捣碎）

午餐：

- 软米饭（100g）
- 番茄鸡片俏黄瓜（鸡肉75g，番茄酱10g，去皮黄瓜15g）
- 蒸茄泥（茄子200g，麻酱少许）

加餐：

- 苹果（1个，中等大小去皮）

晚餐：

- 椒盐蒸饼（100g）
- 清蒸鱼（鱼150g粗重）
- 上汤娃娃菜（娃娃菜200g）

全日烹调油应在25g左右，也就是两茶匙半。

三、结直肠癌伴高血压的营养食谱

早餐：

- 豆包（50g）
- 蒸蛋羹（1个）
- 拌金针菇（金针菇50g，金针菇焯一下，调味即可）

加餐：

- 苹果或香蕉（1个，中等大小）

午餐：

- 二米饭（100g：大米、小米）
- 清炒虾仁（虾仁75g，配料）
- 菜心木耳（菜心200g，干木耳1g）
- 番茄豆腐汤（豆腐50g，番茄酱少许）

加餐：

- 柚子或葡萄（150g：柚子2瓣或葡萄10粒）

晚餐：

- 金银卷（100g）
- 白灼虾（虾150g粗重）
- 蒜蓉油麦菜（油麦菜200g）

- 冬瓜香菜汤（冬瓜50g，香菜少许）

晚加餐：

- 牛奶（250ml）

四、结直肠癌伴高血脂的营养食谱

早餐：

- 椒盐花卷（50g）
- 豆腐脑（1碗，300ml）
- 煮鸡蛋（1个）

加餐：

- 鸭梨（1个，中等大小）

午餐：

- 荞麦面馒头（100g：荞麦30g、面粉70g配比）
- 鸭肉三丝（鸭肉75g，莴笋50g，胡萝卜20g）
- 油菜香菇（油菜200g，干香菇5g）

加餐：

- 猕猴桃（1个）

晚餐：

- 二米饭（100g）
- 清炖鸡块魔芋（鸡块130g，魔芋15g）
- 芦笋豆芽（芦笋150g，豆芽50g）

五、结直肠癌便秘的营养食谱

早餐：

- 麦片豆浆粥（1碗，250ml）
- 全麦面包（1片）
- 拌桃仁菠菜（菠菜75g，核桃仁10g，菠菜焯一下过温水，和核桃仁调味一起拌即可）

加餐：

- 酸奶（200ml，选含有多种益生菌的酸奶）

午餐：

- 红豆饭（100g：红豆15g，米85g）
- 三鲜鸡腿菇（鸡蛋35g，肉50g，鸡腿菇50g）
- 清炒茼蒿木耳（茼蒿200g，干木耳2g）
- 西红柿蛋汤（西红柿40g，鸡蛋30g）

加餐：

- 香蕉（熟一些的）

晚餐：

- 糙米饭（50 ~ 100g）
- 汆小丸子萝卜香菜（瘦肉50g，白萝卜100g，香菜少许）
- 西蓝花炒胡萝卜（西蓝花200g，胡萝卜少许）
- 芋头鸭汤（芋头75g）

六、结直肠癌腹泻的营养食谱

早餐：

- 大米粥（1碗，中等大小：大米50g）
- 蒸嫩鸡蛋（1个）

加餐：

- 酸奶（200ml，选含有多种益生菌的酸奶）

午餐：

- 龙须面碎菜叶甩鸡蛋（面粉50g，鸡蛋30g，去皮西红柿20g）
- 清蒸黄鱼（黄鱼150g粗重）

加餐：

- 蔬果汁（250ml，过细箩）

晚餐：

- 山药茯苓大枣粥（大米30g，山药40g，茯苓2g，大枣3枚不吃皮）
- 氽小丸子冬瓜香菜（瘦肉50g，冬瓜150g，香菜少许）

加餐：

- 全营养素（250ml，肠内营养制剂）

七、结直肠癌贫血的营养食谱

早餐：

- 龙眼大枣阿胶粥（1碗：大米40g，龙眼肉5g，阿胶3g即

可，大枣3枚煮熟后弃皮）

- 鹌鹑蛋（3个）
- 牛奶（200ml）

加餐：

- 全营养素（150～200ml，肠内营养制剂）

午餐：

- 发面饼（50～100g）
- 红烧牛尾玉兰片（牛尾180g，玉兰片40g）
- 香菇炒菜花（干香菇5g，菜花200g）

加餐：

- 橘子（1个，中等大小）

晚餐：

- 紫米面发糕（50～100g）
- 清蒸鱼（鱼180g粗重）
- 或盐水肝（75g，锅里放水，加少许盐和花椒、大料把肝放进去煮熟即可）
- 炒木耳黄花油菜（干木耳2g，黄花5g，油菜200g）

加餐：

- 全营养素（150～200ml，肠内营养制剂）

八、结直肠癌低嘌呤营养食谱

早餐：

- 低脂牛奶（250ml）
- 小米百合粥（1碗，中等大小）

- 拌黄瓜海蜇丝（黄瓜60g，海蜇15g，2种食材调味拌即可）

午餐：

- 米饭（100克）
- 清炒鸡丁莴笋胡萝卜丁（鸡肉50g，莴笋75g，胡萝卜20g）
- 拌菠菜木耳（菠菜150g，干木耳1g）

加餐：

- 苹果（1个，中等大）

晚餐：

- 花卷（100g）
- 西红柿炒蛋（1个蛋黄，2个蛋清，西红柿100g）
- 冬瓜香菜（冬瓜200g，香菜少许）

注意事项：①高尿酸患者急性发作期，最好完全从蛋类、奶及奶制品摄取优质蛋白质。②非发作期也不要选动物内脏及浓汤类食物，海鲜类选海参、海蜇、鳗鱼、草鱼、鲤鱼、虾等。畜禽肉适量摄入，并在烹调前先用凉水下锅焯一下再烹调，以减少嘌呤的摄入。③低脂饮食，以防止油脂摄取太多而阻断尿酸的排出。注意多饮水。

九、结直肠癌伴糖尿病的营养食谱

早餐：

- 金银卷（50g：玉米面20g，面粉30g，用山药、南瓜、杂豆作为一部分主食，少吃25g米面可吃100g山药，250g南瓜）
- 豆浆（250ml）
- 鸡蛋（1个）
- 拌芹菜海带银牙（芹菜30g，海带20g，豆芽25g，3种食

材焯一下调味拌即可）

午餐：

- 荞麦米饭（50 ~ 100g）
- 虾仁豆腐（虾仁75g，豆腐75g）
- 蒜蓉油麦菜（油麦菜250g）

加餐：

- 苹果（1个，中等大小200g）

晚餐：

- 紫米发糕（50g：面粉35g，紫米15g）
- 熘鸡片莴笋木耳（鸡肉75g，莴笋30g，干木耳2g）
- 素炒茄丁西红柿（茄子150g，西红柿75g）

温馨提示：每日要吃够500g蔬菜，200g水果（如果血糖波动较大，控制不佳可用西红柿或黄瓜替代水果）。

以上糖尿病饮食仅作为参考，如果您的血糖控制不佳，需看营养门诊，进行个体化的营养指导。

十、结直肠癌放疗营养食谱

早餐：

- 薏仁米绿豆粥（1碗：薏米30g，大米20g，绿豆5g）
- 糊塌子（1个：西葫芦30g，面粉50g，鸡蛋30g）
- 煮鸡蛋（1个）

加餐：

- 酸奶（200ml，选有益生菌的酸奶）

午餐：

- 软米饭（50 ～ 100g）
- 莲藕老鸭汤（莲藕80g，老鸭腿120g）
- 炒茄子西红柿（茄子150g，西红柿50g）

加餐：

- 蔬果汁（250ml）

晚餐：

- 小花卷（1个）
- 山药大枣白扁豆粥（一中碗，煮熟后枣去皮）
- 冬瓜龙骨汤（冬瓜100g，脊骨150g）
- 口蘑炒瓜片（黄瓜100，口蘑50g）

加餐：

- 全营养素（250ml，肠内营养）

十一、结直肠癌化疗营养食谱

早餐：

- 小米海参粥（1碗，中等大小：小米50g，海参1根）
- 茶鸡蛋（1个）
- 豆浆（1杯，250ml）

加餐：

- 果蔬汁（250ml）

午餐：

- 薏仁米莲子大枣阿胶粥（大米20g，薏仁30g，莲子5g，大枣3枚去枣皮，阿胶3 ～ 5g即可）

- 发糕（25 ~ 50g）
- 枸杞子乌鸡汤（乌鸡130g，枸杞子少许）
- 清炒小白菜胡萝卜（小白菜200g，胡萝卜少许）

加餐：

- 坚果（10 ~ 15g，1小把）

晚餐：

- 菠菜猪肝粥（1碗，中等大小：猪肝15g，菠菜25g）
- 小豆包（50g）
- 红烧海鱼（鱼120g粗重）

加餐：

- 牛奶（250ml）+饼干（2块）（或其他小点心）

注意事项：化疗食谱中有汤类菜，最好先吃肉最后喝汤或不喝汤，以免影响进食量，会使恶心症状加重。

三、用药篇

（一）总　　则

233. 如何识别假药？

最简单而又确切的区别假药的方法就是看包装上的批准文号。药品在包装上一定能够看到国家药监局的批准文号:“国药准字H（或Z.S.J.B.F）＋8位数字”，它的意思是国家药品监督管理局批准生产、上市销售的药品。H字母代表化学药品、Z字母代表中成药、S字母代表生物制品、J字母代表进口药品国内分包装、B字母代表具有辅助治疗作用的药品、F字母代表药用辅料。有“国药准字”批准文号就是真药，没有“国药准字”批准文号就是假药；如果包装上没有“国药准字”则肯定不是药品，如果有“国药准字”就登录国家药品监督管理局官网查询数据。

234. 如何避免买到假药、劣药？

一要选择正规的医院或药店，到证照齐全的医院或药店购药，在一些流动摊贩处容易买到假药。二要查看包装，看包装、标签及说明书的材质和印刷质量，确定包装上有无批准文号，无批准文号或标注有问题的药千万不要购买。三要仔细观察药品的品质。固体制剂要看其有无变色、斑点；液体制剂（如糖浆剂）要看其有无霉变、絮状物、浑浊、沉淀等；软膏剂要看其有无水化、变稀、变色、异味等情况。

235. 为什么“小广告”上的药物不可信？

“药物”本身就是把双刃剑，用对了能达到治疗疾病的目的，用错就有可能对人体产生严重的不良后果。因为绝大多数“小广告”上的药物都没有经过国家安全机构检测过，其药物自身的作用机制、成分、药品性状等都无法得到保证，该类药物属于违法药物，如若使用有可能会引起严重的副反应，危害自身的安全。

236. 什么是处方药和非处方药？

所谓处方药是指需经过医生开具处方才能从药房或药店得到并要在医生监控或指导下使用的药物。处方药一般包括刚上市的新药、可产生依赖性的某些药物、本身毒性较大的药物等。以上药物的使用需医生开具处方，并在医生指导下使用。非处方药是指那些不需要持有医生处方就可直接从药房或药店购买的药物。这些药物大都用于如下情况：感冒、发烧、咳嗽；消化系统疾病；头痛；关节疾病；鼻炎等过敏症；营养补剂，如维生素、某些中药补剂等。

237. 如何阅读药品说明书？

药品说明书是由国家药品监督管理局审核批准的，用作指导医药护专业人员和患者治疗用药的科学依据，也是保障公众用药安全的重要依据，具有法律效力。药品说明书包括：警示语、药品名称、成分、性状、适应证或功能主治、规格、用法用量、不良反应、禁忌证、注意事项、孕妇及哺乳期妇女用药、儿童用药、老年用药、药物相互作用、药理毒理、药物代谢动力学、贮藏方法、包装、有效期、批准文号、生产企业等。用药之前要正确了解药品说明书的内容：

（1）了解药品的名称，正规的药品说明书都有药品的通用名、商品名、英文名和化学名。认准通用名，以避免重复用药。

（2）关注药品成分，有些药品单一成分，有些为复合成分。若因为疾病因素需同时服用两种或两种以上的药物时，需仔细阅读药品成分是否有重复，若有重复成分需咨询药师或医生。还应注意药品中成分是否有对患者致敏物质，避免过敏。

（3）若自行去药店购买药物时，需注意患者症状跟说明书上适应证是否一致，对症服用药物才能让病情得到有效治疗。

（4）了解药品的用法用量，比如是口服、外用还是注射，口服是饭前、饭后还是睡前服用，一天要吃几次，吃多少剂量等都要仔细看清楚。避免过量或减量服药，过量服药可能加重毒副作用，减少药量可能达不到有效药物浓度，治疗效果下降。

（5）注意药品的贮藏条件，根据药物的性质不一样，贮藏的要求也有很大差异，要严格按照药品说明书的贮藏要求进行储存，以保证药品的药效。

（6）仔细阅读药品禁忌证，特别注意禁用、忌用和慎用。“禁用”是绝对禁止使用；“忌用”是不适宜使用或应该避免使用；“慎用”是可以使用，但必须慎重考虑，权衡利弊，要在医生指导下使用。

（7）在阅读说明书的时候，对不良反应、药物相互作用、注意事项、特殊人群用药等内容也要多看一下。如有不明白的地方，向药师或医生咨询。

238. 为什么一定要关注药品的禁忌？

药品的禁忌是指在某些情况下绝对禁止服用该类药品的一个说明。最常见的禁忌是“对本品过敏者禁用”之类的字样。所以，医生在开具药物处方时，通常会询问患者的过敏史以及既往用药史等，这时患者应该如实告知医生。但是，有些药物的禁忌证较多，医生不可能面面俱到，因此，如果患者在阅读了药物说明书中的药品禁忌后，结合自身情况做出判断，也是对自己的一种保护。

239. 药品应如何正确储存？

正确储存药品是保证药品质量的基础。影响药品质量的因素主要包括空气、温度、湿度、光线、时间等。药品的储存温度包括：常温（10 ～ 30℃）、阴凉处（≤20℃）、冷处（2 ～ 10℃）、凉暗处（避光并不超过20℃）。避光是指药品避开阳光直射，遮光是指药品存放在不透光容器中。密闭是防止尘土和异物进入，密封是防止风化、吸潮、挥发或异物进入。药品储存不当可能直接影响药品质量，导致药品的药效下降或毒副作用增加，因此要严格按照说明书上贮藏要求储存药品。同时保存药品时应将瓶盖拧紧，放在儿童触碰不到的地方，防止造成儿童意外中毒。

240. 为什么一定要按医嘱服用药物？

因为药物的作用机制不相同，不良反应各有区别，药物之间又有相互作用。药物在小肠吸收后，通过血流到达全身，血药浓度达到一定程度才开始起效。药物要起作用必须保持血药浓度高于一定水平，所以要在血药浓度降低到最小有效浓度之前再次服药。按医嘱服药，会使血药浓度长期保持在适当的范围内，能最大地发挥药物效果。如果因为某次忘记服药，而在下次服药时把两次的量累加一起服用，则会导致血药浓度过高，而出现副作用，所以一定要按医嘱服用药物。

241. 出现哪些问题需要停药？

当服药过程中，出现有严重的过敏反应、副作用、肾损害、肝损害及其他脏器损害时，需要停止服药，此时需要及时向医生咨询并调整治疗方案。

242. 用药期间为什么不能饮酒？

酒精会干扰药物代谢，影响药效。大多数药物进入人体后，须经肝脏代谢，而酒精的存在会干扰这一过程，从而使药物作用减弱。酒精还会使其代谢产物无法正常排泄，而转向与肝、肾细胞结合，从而造成肝、肾组织的损伤，严重时，可导致肝坏死。另外，酒精还会增加药物对胃肠道的刺激作用，严重者可引起消化道出血。此外，许多药物可抑制肝脏中的解酒物质发挥作用，使酒精的代谢中间产物乙醛在人体内蓄积，引起毒性反应。例如，头孢菌素类、硝基咪唑类等药物和酒精可能会产生双硫仑样反应，引起恶心、胸闷、心悸、呼吸困难，甚至休克、死亡。

243. 用餐对口服药物有哪些影响?

根据药物治疗目的与作用原理，在降低药物不良反应发生率和提高药物生物利用率等方面，口服药物与用餐有着密切的关系，一般分为餐前服用、餐后服用、与餐同服和空腹服药。

（1）餐前服用药物：为了减少食物对药物吸收的影响，以免影响药物的疗效，有些药物应该在餐前服用。如胃黏膜保护药应该在餐前服用，这样有利于药物附着在胃黏膜的表面，形成一层保护屏障，达到保护胃黏膜的作用。促进胃动力药物，如多潘立酮（吗丁啉）也应该在餐前半小时服用，这样可使药效最强。此外，某些降糖药物和抗生素也建议餐前服用，以免影响药效。

（2）餐后服用药物：为了减少药物对胃肠道黏膜的刺激，应该尽量选择在餐后服用。如某些抗生素餐前服用容易对胃肠道造成刺激，可能会引起腹痛、恶心等，建议餐后半小时服用，可以避免发生胃肠道反应。非甾体抗炎药，如阿司匹林、布洛芬和双氯芬酸钠等药物餐后服用能在食物的保护下减少药物对胃肠黏膜的刺激。铁剂补充剂，如葡萄糖酸亚铁、琥珀酸亚铁等药物对胃肠道存在一定的刺激性，通常建议在餐后服用，可以减轻对胃肠道的刺激，还可以延长药物在胃肠道停留的时间，有助于促进吸收。同时还有苯妥英钠、螺内酯、氢氯噻嗪、维生素B_{12}等药物，也需餐后服用，可增加药物生物利用率。

（3）与餐同服药物：在吃第一口饭时同时服用，以增加药物疗效，减少不良反应。糖苷酶抑制剂，如阿卡波糖，因其主要功效为降低餐后血糖，因此与餐同服，效果较好。

（4）空腹服药：指餐前1小时或餐后2小时服用，目的是避免食物干扰，使药物迅速进入小肠吸收、发挥作用。例如肠溶片药物在胃液中不崩解，只有到肠道才能被吸收，所以必须空腹服用。

因此，在服用药物前，一定要认真阅读说明书，以确保在正确的时间正确地服用药物。

244. 哪些药物应该早晨服用？

一般来说，抗高血压药物应该选择在早晨服用，这是因为人的血压在9：00～11：00、16：00～18：00最高，为了控制血压高峰，建议清晨服用一天一次的降压药，也可以降低心血管事件发生的风险。利尿药应该尽量选择在清晨服用，这样可避免夜间排尿次数过多，而影响夜间休息。抗抑郁药建议早晨吃，因为抑郁症有暮轻晨重的特点。糖皮质激素通常建议在早上服用，因为人体早上激素水平最高，此时服用会减少不良反应。雌激素类药物通常建议在早上服用，以减少晚间的副作用，例如失眠和头痛。抗癫痫药物通常建议在早上服用，以确保药物的稳定水平在一整天内保持，以减少癫痫发作的可能性。

245. 哪些药物应该在睡前服用？

服用后可能导致患者嗜睡、困乏的一些常见药物，建议患者应该睡前吃，如抗过敏药物、某些感冒药物等。此外，哮喘多在凌晨发作，因此平喘药应该在睡前吃。降血脂的药物也应该在睡前吃，因为肝脏合成胆固醇主要在夜间。镇静催眠药也应于睡前服用，以帮助尽快入眠。

246. 用哪种姿势服药最好？

吃药要讲究姿势，是为了更好地发挥疗效，避免药物引发不良反应。卧床患者最好采用坐式或将床头抬高45°。普通患者服药时，应至少饮用100ml温开水，并保持站立姿势1分半钟，使药物更快到达小肠，有利于药物的吸收，获得更好的疗效。但是需要注意的是含服硝酸甘油片时，尽量取半卧位或卧位，同时避免快速更换体位，因为硝酸甘油可以舒张血管及降低血压，药效发挥较快，容易引起直立性低血压，导致晕厥或摔倒。

247. 用什么水服药最好？

我们都知道，服药不能用酒、果汁或茶水，因为他们当中含有的成分可能与药物发生反应，降低药效甚至引起严重的过敏反应，危害身体健康。牛奶中含有较多的蛋白质和钙离子，钙离子可与四环素族、异烟肼生成络合物，不易被胃肠道吸收，减弱抗菌作用；钙离子与磷酸盐类、硫酸盐类制剂成溶解度较小的磷酸钙和硫酸钙沉淀，降低疗效。果汁中往往添加蔗糖、蜂蜜等甜味剂，糖能减慢胃内容物的排泄速度，延缓药物的吸收，减弱疗效。酒精会影响药物的作用，大多数药物进入人体后，须经肝脏代谢，而酒精的存在会干扰这一过程，酒精还会使其代谢产物无法正常排泄，从而造成肝肾功能的损伤。许多药物可抑制肝脏中的解酒物质发挥作用，使酒精的代谢中间产物乙醛在体内蓄积，引起毒性反应。另外，用温度较高的热水服药，容易导致部分药品遇热后发生物理或化学反应，进而影响疗效。

因此，一般用温开水服用最好。

248. 口服药物有什么注意事项及建议?

（1）口服药物一般用温开水送服最好，不能用酒、奶制品、饮料、茶水或咖啡等送服。牛奶中含有较多的蛋白质和钙离子，可与药物结合生成络合物，不易被胃肠道吸收，减弱作用；钙离子与磷酸盐类、硫酸盐类制剂生成溶解度较小的磷酸钙、硫酸钙沉淀，致疗效降低。饮料中往往添加蔗糖、蜂蜜等甜味剂，糖能减慢胃内容物的排泄速度，延缓药物的吸收，降低药效甚至引起严重的过敏反应，危害身体健康。茶水或咖啡中的咖啡因可能会影响某些药物的作用，而且某些药物可能还会和其中的一些物质发生反应，从而影响药效。

（2）进餐及服药前、后饮少量温水润滑口咽和食管，以免药物或食物粘在咽部或食管表面。吞咽片剂有困难时，根据药品情况决定能否研成粉末，具体以说明书为准或咨询药师，如果可以，可将药片研成粉剂后用水冲服。

（3）服用胶囊类药物时水温不能太热，用温度较高的热水服药容易导致部分药物遇热后发生物理或化学反应，进而影响疗效。

（4）一些药物服用后不宜饮水或进食，否则会影响药物疗效。例如糖浆剂可在口咽部黏膜表面形成一层保护膜，以便快速缓解呼吸道症状，服用时不宜立刻饮水。

（5）患者在服药期间要严格按照说明书或医生医嘱进行服药，不要随意加大（减少）用药剂量或缩短（延长）用药间隔。因为药物在人体内的代谢、分解、排泄主要是依靠肝、肾进行的，而加大服药剂量、缩短服药间隔必会加大肝、肾的负担，不但不会增加疗效，反而会给肝、肾带来严重损伤。而减少服药剂量、延长用药间隔会使药物疗效降低。

249. 口服药服用多长时间需要停用?

根据不同的药物，服用的时间也不尽相同。药物在体内达到一定的时间和浓度，才能起到治疗的效果，贸然中断药物，就会导致药物在体内刚要发挥作用就中断了。服药时间过长，会引起耐药性及成瘾性，也可导致药物在体内蓄积，危害自身健康。因此，服药时间的长短，需要向相关医务人员咨询，遵医嘱服药。

250. 口服多种药时，需要注意什么?

临床上很多人需要同时服几种药，建议平时服药种类多的人注意以下三点：①选用复方药。如果没有特殊禁忌，可选用复方药。②小病别擅自加药。慢性病药物多需要长期使用，服药种类相对固定。擅自增加用药种类，还可能造成两种药物共有的成分过量，引起不良反应。③保健品不能贪多。正规保健品能起到一定的辅助治疗效果，但也可能和药物发生相互作用，危害自己的身体。总之用药时应严格遵医嘱，并注意观察自己是否出现严重皮疹、恶心呕吐等症状，必要时就诊，在医生指导下调整用药方案。

251. 肿瘤患者平时口服多种药物，术前如何调整?

肿瘤患者老年人较多，常同时患有多种慢性疾病，平时需服药治疗。如术前长期服用抗凝药，应在术前至少停药1周，避免术中、术后渗血；术后若无出血风险，则一般术后2天可恢复用药；高血压患者为避免术中血压波动，可在手术当天早晨用一小口水服药，这样有利于维持术中、术后的血压平稳，减少心血管并发症；术前口服降糖药的糖尿病患者，术后通常通过皮下或静脉注射短效胰岛素控制血糖。

252. 总是忘记服用口服药怎么办?

需要长期服药的人或多或少都出现过忘记自己是不是吃过药的情况，下面两种方法可以借鉴一下：①使用分药盒。需要长期服药的慢性病患者，可以使用分药盒，分药盒里面有7个格，分别为星期一、星期二……星期日，每格可有三小格子，分别为早、中、晚，每个小格可盛放一次服药的剂量。记不清是否漏服药，看看这次小格里的药是否还在，就清楚了，无需烦恼。平时可以把它放在显眼的地方，外出时也可以放在兜里随身携带，以便督促自己按时服药。②制作用药台历。制作一个简易的用药台历，把药名、服药时间和次数都备注在上面，每吃完一次，就在相应的位置上打一个钩，这个台历最好是放在每天都能经过的地方，如床头柜、客厅茶几等，能时时提醒自己服药。

253. 胶囊为什么不能掰开服用?

用胶囊装的药物，一般都是对食管和胃黏膜有刺激性的，或口感不好、易于挥发、在口腔中易被唾液分解或易吸入气管。另外，有些药物需要在肠内溶解吸收，胶囊可以保护药物不被胃酸破坏。这些药用胶囊装，既保护了药物不被破坏，也保护了消化器官和呼吸道免受刺激。去掉胶囊壳可能会造成药物流失、药物浪费、药效降低。

254. 漏服药物怎么补救？

漏服药物时，千万不可在下次服药时加大剂量服用，以免引起血药浓度（血药浓度指药物吸收后在血浆内的总浓度。药物作用的强度与药物在血浆中的浓度成正比，药物在体内的浓度随着时间而变化）突然升高而导致药物中毒。是否需要补服漏吃的药物，需要根据具体情况而定。一般来说，一天服1次的药物，当天记起应马上补服。至于一天服2～3次的药物，漏服药物如果是在2次用药时间间隔一半以内，可以按量补服，下次服药再按原时间间隔；如果漏服药物时间超过用药时间间隔的一半以上，一般不需要再补服，下次按原间隔时间用药。特殊药物须遵医嘱或药品说明书。

（二）抗肿瘤药

255. 治疗肿瘤的药物有哪些？

治疗肿瘤的药物有很多，根据作用机制的不同，大致可以分为细胞毒性类化疗药物、有明确作用靶点的靶向药物、通过激活人体免疫系统来杀死肿瘤细胞的免疫检查点抑制剂以及调节内分泌水平的药物等。细胞毒性类化疗药物常用的有环磷酰胺、紫杉醇、长春新碱等，这类药物在杀死肿瘤细胞的同时，也会对正常细胞产生一定程度的损伤，导致不良反应。靶向药物可对肿瘤细胞上特有的标志（即靶点）进行识别，进而发挥抗肿瘤作用，相对于细胞毒性类药物，具有一定的选择性，因此不良反应也相对较小。免疫治疗药物通过激活人体的免疫功能来达到杀死肿瘤细胞的目的，激活增强的免疫功能可能会对人体其他部位产生免疫反应，从而发生各部位的免疫相关不良反应，这也是免疫治疗药物带来的一类特殊的不良反应。

256. 不同厂家的化疗药物该如何选择，差别有多大？

不同厂家生产的同一种药物，其发挥药效的主要成分是一样的，且都是经过国家药监局审批的正规药物，许多药物也都经过了一致性评价，理论上药物所起的作用也是一样的。但不同厂家的药品在辅料及生产工艺上会有些区别，其次价格也存在差异，尤其进入国家或国家集中采购的药品，价格往往比较便宜，需要患者根据自己的经济状况或其他因素酌情选择。

257. 化疗药物常见的不良反应有哪些？

多数化疗药物在杀伤肿瘤细胞的同时，会对体内快速增殖的正常细胞造成“误伤”，如骨髓中的造血细胞、消化道的黏膜细胞，以及毛囊细胞等，从而表现出相应的不良反应。对造血细胞的“误伤”，会导致血液中白细胞、红细胞或血小板减少，就是我们所说的骨髓抑制。对黏膜细胞的“误伤”，会导致黏膜炎、黏膜溃疡的发生。对毛囊细胞的“误伤”，会导致脱发。此外，多数化疗药物还具有消化道毒性、神经毒性，表现为腹泻、恶心、呕吐、手脚麻木等症状。

258. 口服升白药效果不明显，还需要继续服用吗？

化疗期间，患者可能会出现白细胞降低的情况，如果降低的不是很明显，医生通常会开具一些口服升白药物让患者回家服用，促进相关指标的恢复。但是，对于有些患者来说，服用口服升白药物后，会出现效果不明显的情况，甚至白细胞数量有下降趋势。如果出现这种情况，可以及时与医生取得联系，听取医生的建议，不管是停止服用该药物还是更改治疗药物都应该在医生的指导下来完成。

259. 什么是靶向药物？靶向药物主要有哪些？

靶向药，顾名思义，针对的是肿瘤细胞上特定的靶点。肿瘤细胞表面上的某些受体会通过一系列的信息传递促进肿瘤细胞的增殖，这种受体在正常细胞上也有，但数量比肿瘤细胞上的少很多，靶向药物可以针对性地作用于这种受体，从而抑制肿瘤细胞的增殖，起到抗肿瘤的作用。相对于化疗药物而言，这个作用过程对正常细胞的影响较小，因此不良反应也要小一些。但是由于许多靶向药物在使用时对疾病是否有基因突变有要求，因此患者在使用该类药物之前，必须进行相应的基因检测。

靶向药物根据分子量的大小，大致可以分为两类，一类是小分子激酶抑制剂，代表药物有伊马替尼、吉非替尼、索拉非尼、厄洛替尼等；另一类是大分子的单抗类抗体，代表药物有利妥昔单抗、贝伐珠单抗、曲妥珠单抗等。

260. 靶向药物主要可引发哪些副作用?

靶向药物对肿瘤细胞的选择性高，副作用小，但并不是没有副作用，也有因出现严重副作用导致停药的情况。实际上，皮肤细胞、消化道上皮细胞等正常组织细胞表面也同样表达有相关药物作用的靶点，靶向药物在作用于肿瘤细胞的同时，也会对上述正常组织也产生作用，从而导致副作用的发生。靶向药物常见的副作用为皮肤反应、腹泻、心脏毒性、出血、高血压等，通常轻微的副作用可以耐受，随着时间的推移会慢慢减轻；严重的副作用需要就医，医生会根据病情的严重程度进行分级，并建议相应的治疗措施。一般情况下，副作用的发生与药物的疗效呈正相关。

261. 吞咽困难的患者，如何使用口服靶向抗肿瘤药物?

口服靶向抗肿瘤药物多为胶囊剂或片剂。在其生产制造过程中，有特殊的赋形工艺或微囊结构，贸然压碎或咀嚼服用可能会破坏靶向药的内部结构，影响药物的疗效。大多数靶向药均推荐整片随水吞服，不可咀嚼或压碎。

有些吞咽困难患者不能吞服药物时，可按照说明书中用法用量条目中的相关描述，使用合适的液体（如水、苹果汁等）将药片、胶囊或胶囊内容物溶解后喝下，再使用适量的液体冲洗并喝下，以确保药物剂量准确并防止药物对生活环境的污染。说明书中没有明确描述可溶解的药物，建议咨询专业人员，确认是否可以溶解；说明书中明确说明仅可吞服或不能溶解的药物，建议禁止溶解。如确有需要，需在保证自己充分知情同意的前提下，与专业人员共同讨论，以达成具体解决方案。

262. 口服抗肿瘤靶向药是饭前服用好，还是饭后服用好？

不同的药物服用方法不同，因为每种药物的理化性质不同，因而食物对药物吸收的影响也不一样，比如塞瑞替尼，说明书建议每次450mg，而且应该和食物一起吃。有研究发现，与食物一起服用仅需450mg，人体能吸收的药物量就与空腹服用750mg时一样多，而且胃肠道毒性还小，可见食物对塞瑞替尼的影响很大。另一个受食物影响较大的是厄洛替尼，厄洛替尼的说明书建议饭前1小时或饭后2小时服用，也就是要避开食物。因为研究发现，如果厄洛替尼和食物一起吃，就会因增加药物吸收让药物的毒性也增加，因此推荐空腹服用。此外，还有一个药物阿法替尼，服用时也要避开食物，但其主要原因是食物阻碍了阿法替尼的吸收。而其他药物如吉非替尼、达可替尼、奥希替尼、阿美替尼和克唑替尼等因不受食物影响或影响较小，空腹吃或饭后吃均可。所以，建议服药之前先咨询药师，才能保证药物使用安全有效。

263. 服用抗肿瘤靶向药期间有什么忌口的食物？

食物中的成分有时候会影响口服药物的释放、吸收、代谢等，比如西柚或西柚汁，含有呋喃香豆素，这种物质可以抑制参与靶向药物代谢的CYP3A酶，从而降低了某些靶向药物如厄洛替尼、克唑替尼等在体内的代谢和排泄，增加它们的血浆浓度，进而增加药物的毒性。西柚或西柚汁还可能影响肠壁的CYP3A酶，影响塞瑞替尼的吸收，也应避免食用。

264. 居家服用口服抗肿瘤药物期间应注意什么？

随着肿瘤疾病的慢病化管理，越来越多的肿瘤患者居家口服抗肿瘤药物，包括口服化疗药和口服靶向药物。与其他药物不同，抗肿瘤药物通常具有细胞毒性，它们通过影响细胞的生长和增殖来发挥作用，但这种毒性作用不仅针对恶性肿瘤细胞，对健康细胞也会产生影响。因此，患者在居家用药期间应格外注意以下几点：首先要按照说明书的储存要求正确保存药物，避免受到极端温、湿度的影响，最好保存在原包装内，使用专用药盒保存。其次建议将药物放在儿童接触不到的地方，并远离食物和饮用水。对于受潮、损坏、过期、未使用的药物，不要丢入垃圾桶或厕所，建议送回药房或医院处理。最后尽量减少接触药物的人数，其他家庭成员在接触药物时建议戴上一次性手套，并在戴上手套前和摘下手套后洗手，如果不戴手套，建议将药物从包装直接倒入一次性药杯中让患者服用，避免直接接触药物。

265. 肿瘤患者药物治疗期间，居家同住人员有哪些注意事项？

肿瘤患者在接受化疗或长期口服抗肿瘤药物期间，进入体内的抗肿瘤药物在发挥抗肿瘤作用后，会有一定比例的药物以原型或活性代谢产物的形式从患者体内排出，排出途径也有多种，比如粪便、尿液、汗液等，建议患者及同住人员采取一定措施以避免抗肿瘤药物的暴露和污染。可以将患者的衣物和床单等与其他家人的物品分开清洗，另外患者在上厕所后，冲水时可以盖上马桶盖，并进行2次冲水。患者排泄物可能被细胞毒性类药物污染的时间与药物的种类有关，大多数细胞毒性类药物可在7天内排出体外，但也应注意识别排泄时间延长的药物。

266. 免疫治疗是否指的就是使用免疫检查点抑制剂进行治疗?

不是。免疫治疗指的是通过增强机体的免疫功能来达到治疗疾病的目的，具体的治疗方法有很多，也适用于多种疾病的治疗。对于肿瘤治疗而言，免疫治疗是近年来研究的热点，其通过采用各种手段来提高患者自身免疫功能，从而达到对抗恶性肿瘤细胞、治疗肿瘤的目的。

肿瘤免疫治疗常用方法包括治疗性抗体、肿瘤疫苗、细胞治疗以及使用免疫检查点抑制剂等，其中免疫检查点抑制剂作为一类免疫治疗的药物是近年来研究进展较快、疗效确切的一种肿瘤免疫治疗方法。

267. 免疫检查点抑制剂与化疗药物和靶向药物有什么不同?

作用机制有所不同。化疗药物和靶向治疗药物针对肿瘤细胞起作用，从而达到杀死肿瘤细胞、抑制肿瘤细胞生长的目的，而免疫检查点抑制剂针对的是机体的免疫系统，通过激活人体的免疫系统来杀灭肿瘤细胞。

免疫检查点可以理解为免疫系统的“刹车”，在生理状态下可以防止免疫系统对机体自身的“误伤”，但该机制也被肿瘤细胞所利用，进而逃脱免疫系统的攻击。免疫检查点抑制剂可以有效解除免疫系统的这种“刹车”作用，使得免疫系统重新发挥其杀灭肿瘤细胞的作用，达到治疗肿瘤的效果。

因为免疫检查点抑制剂是通过增强机体对肿瘤细胞的免疫反应来达到治疗肿瘤的目的，所以，该类药物有更广谱的抗肿瘤活性，相对于化疗药物和靶向药物，其适应证也更为广泛，对多种肿瘤疾病有效。

268. 免疫检查点抑制剂有哪些？

作为肿瘤免疫治疗的代表药物，常用的免疫检查点抑制剂包括PD-1抑制剂（如帕博丽珠单抗、纳武利尤单抗等）、PD-L1抑制剂（如阿替利珠单抗、度伐利尤单抗等）和CTLA-4抑制剂（如伊匹木单抗）。该类药物通过阻断免疫检查点，使得被抑制的免疫反应再度被激活，从而对肿瘤细胞产生杀伤作用。免疫检查点抑制剂通常通过静脉注射途径给药，但也可能通过局部皮下注射给药。

269. 免疫检查点抑制剂有哪些不良反应？

免疫检查点抑制剂通过提高了机体的免疫反应来杀伤肿瘤细胞，但激活的免疫系统在攻击肿瘤细胞的同时，也可能会对自身组织细胞造成伤害，从而导致免疫相关不良反应的发生。免疫相关不良反应大多以炎症形式出现，且几乎可能发生在所有的器官上，其中以皮肤和消化道症状最为常见，也包括免疫性肺炎、免疫性肝炎、免疫性心肌炎、免疫性垂体炎、免疫性甲状腺炎等，常难以预测，需要在整个治疗期间进行监测。有些不良反应有可能非常严重，需要住院治疗，可能需要使用激素类药物治疗，来减轻相关免疫反应。

由于免疫检查点抑制剂是抗体类药物，且大多数药物都是静脉滴注给药，因此输液反应也是较为常见的一类不良反应，大多出现在输注过程中或输注后1～2小时内，常见的表现为皮肤瘙痒、发热、头痛、头晕等。如果出现上述反应应立即告诉医务人员。

270. 免疫检查点抑制剂的不良反应一般何时发生？

免疫检查点抑制剂的不良反应可以出现在治疗开始后的任何时间，即使停止治疗后半年内都有可能发生，因此，免疫相关不良反应的自我管理非常重要。大部分的免疫不良反应是轻微的，如果可以早期识别并及时处理，是不会造成严重损害的。

271. 免疫检查点抑制剂常见不良反应的预防及应对措施？

（1）皮肤不良反应：常见的症状表现为皮疹、皮肤瘙痒、水疱。治疗期间需要多注意皮肤的保护与护理，做好防晒措施，建议平时穿着质地柔软、宽松的衣服，防止摩擦使皮肤受损。对于皮肤瘙痒、红斑等轻微不良反应，可局部使用外用药物治疗，如果出现严重的皮肤反应，应及时就医。

（2）口腔黏膜不良反应：主要症状为口干、口腔溃疡等。治疗期间需保持口腔卫生，建议使用非刺激性牙膏刷牙，如出现口腔黏膜不良反应，可遵医嘱使用漱口水进行治疗，避免使用含酒精的漱口水。

（3）消化道不良反应：主要表现为腹泻、腹痛，有时会有便中带血的情况。建议腹泻期间做好自我照顾，注意保持肛周皮肤清洁，避免皮面肛周皮肤破损，需及时补充水分，避免脱水。如果出现腹泻次数过多或大便带血的症状，建议及时就医。

（三）镇 痛 药

272. 镇痛药物包括哪些分类？

第一类为非甾体抗炎镇痛药，常用的有阿司匹林、布洛芬、吲哚美辛、对乙酰氨基酚、保泰松、罗非昔布、塞来昔布等。这类药物镇痛作用比较弱，没有成瘾性，使用广泛、疗效确切，用于一般常见的疼痛，但如果使用不当，也会对人体健康造成损害。第二类是中枢性镇痛药，以曲马多为代表。此类药物是人工合成的中枢性镇痛药，属于第二类精神药品，为非麻醉性镇痛药。曲马多的镇痛作用比一般的解热镇痛药要强，但又不及麻醉镇痛药，其镇痛效果是吗啡的1/10，主要用于中等程度的各种急性疼痛及手术后疼痛等。第三类是麻醉性镇痛药，以吗啡、哌替啶等阿片类药为代表。这类药物镇痛作用很强，但长期使用会成瘾。这类药物有严格的管理制度，不能随便使用，主要用于晚期癌症患者。除上述三类镇痛药外，还有其他一些镇痛药，如中药复方镇痛药等。

273. 镇痛药是否会“上瘾”？

人们经常将阿片类药物的耐受性、躯体依赖性等同于“成瘾性”。实际上，世界卫生组织（WHO）已经不再使用“成瘾性”这一术语，替代的术语是“药物依赖性”。药物依赖性可能会造成生物机体上、精神上、社会上、以及它们相互之间的一些不良后果。药物依赖性又分为躯体依赖性和精神依赖性两大类，躯体依赖性不等于“成瘾性”，而精神依赖性才是人们常说的“成瘾性”。长期用阿片类药物后对药物产生一定的躯体依赖性，突然中断用药时出现戒断症状，表现为焦虑、易激惹（易激惹，一种剧烈的情绪反应过度状态，包括烦恼、急躁或愤怒）、震颤、皮肤潮红、全身关节痛、出汗、卡他症状（卡他症状，来源于英文“黏膜炎”一词的音译，包括咳嗽、流涕、打喷嚏、鼻塞等上呼吸道症状）、发热、恶心、呕吐、腹痛、腹泻等。对阿片类药物产生的躯体依赖性并不影响继续合理使用镇痛药，通过逐步减量可避免身体依赖的发生。

274. 镇痛药是否会产生“耐药性”？

镇痛药，尤其是阿片类药物会产生耐受性。主要临床表现为随着阿片类药物使用时间的延长，患者会对其作用与不良反应产生耐受，并且可能在一定程度上增加阿片类药物的用药剂量。

275. 为什么用了镇痛药还是会疼痛?

每个人对疼痛的耐受力不同，医生的给药会受到患者疼痛主诉的影响，患者又往往因害怕成瘾、不了解镇痛治疗而不按时服药，这就造成了服药效果的不尽如人意。镇痛药要遵医嘱按时服用，并按照正确的指导用药，如吗啡控释片服用时不可切开或咬碎，芬太尼贴剂普通型不可用剪刀剪开。切忌痛时服药，不痛不服药的理念。了解药物的作用及副作用，及时向医生反馈自己疼痛缓解程度，便于医生根据疼痛程度及时调整药物。

276. 最疼的时候是否要用杜冷丁?

杜冷丁通用名为“哌替啶”，是老百姓最熟知的镇痛药物。它的适应证为手术后疼痛、胆绞痛等急性疼痛，但因其长期使用会引起累积的神经毒性，故并非治疗癌痛的药物。对于癌痛患者，可使用的镇痛针剂有吗啡注射液、布桂嗪注射液，并且这些药只能在医院内使用。

277. 阿片药物的不良反应有哪些?

恶心、呕吐、头晕、便秘是阿片类药物最常见的不良反应。恶心、呕吐多见于初次用药患者，多发生在用药初期，只要继续服用3～5天，这些反应就会减轻或消失。便秘是最持久的不良反应，会持续整个用药过程，且随着药量加大，便秘也会加重，所以用药期间应多喝水，多吃含纤维的食物。发生便秘应及时使用通便药物，如番泻叶、麻仁丸、乳果糖等。若出现嗜睡、谵妄、神志不清、呼吸困难等不良反应时应及时就医。

（四）退　热　药

278. 常用退热药有哪些?

常见的退热药有布洛芬、对乙酰氨基酚（又名扑热息痛）、尼美舒利、阿司匹林、柴胡注射液、安乃近及退热肛栓等。

279. 什么情况下需要使用退热药物?

体温到38.5 ℃以上时再用退热药，38.5 ℃以下的发热一般属于身体免疫功能可应对的安全范畴，不必吃退热药。此时可通过喝适量的温开水或口服补液盐，促进身体排汗或排尿以助降温。还可以同时采取物理降温方法，如用低于体温的温水擦拭头颈和四肢，或用低浓度酒精擦拭腋下、手脚心等。如果过早用退热药，不仅会影响身体免疫功能，延长病程，还可能因退热掩盖了症状，加大原发病的诊断难度。

280. 服用退热药物有哪些注意要点?

服用退热药物以后，首先要观察体温的变化情况，大部分退热药物都是通过增加出汗而起到退热作用的。有一部分患者在服用退热药物以后出大汗，甚至虚脱、休克。大汗以后患者的血容量急剧下降，出现出汗不止、心悸、口干、口渴、血压下降等症状，此时应该立即就医。很多人以为，退热药物就是治疗感冒的，一有感冒的症状出现就口服退热药，这是错误的。退热药物不能长期、大剂量地服用，否则可以引起肝肾功能损害、中性粒细胞减少、血小板减少，甚至可以发生再生障碍性贫血。因此，退热药物应该短期使用，最好别超过3天，并在医生指导下应用，以免引起严重的并发症。

281. 什么情况下不需要继续服用退热药物?

体温降到38.5 ℃以下时，机体的自身免疫保护机制得到恢复，此时就不需要继续服用退热药物。可通过物理降温措施调节。此时停药还可减少药物对身体的损伤。

282. 服用退热药物可能出现哪些不良反应?

服用退热药物后可能有轻度的胃肠道不适，偶有皮疹和耳鸣、头痛，凝血功能受影响及转移酶升高等情况，也有可能引起胃肠道出血而加重溃疡；还有报道认为在脱水、血容量低和心输出量低的状态下偶见可逆的肾损伤。过量服用可能有中枢神经系统抑制、癫痫发作等副作用。

283. 服用退热药物是否有意义?

常规意义上的退热药只起降温作用，并不针对引起疾病的病原体进行治疗。比如细菌性肺炎引起高热时，首先需要使用抗生素控制细菌，从而达到彻底消炎降温的效果，如果仅仅使用解热药，体温只能暂时性降下来，过一会又会升上去，导致反复使用退热药。这种盲目降温还会导致患者因出汗太多而虚脱，反而不利于治疗。

（五）中　药

284. 中药和西药能同时服用吗？

中药和西药之间有明确禁忌的，应避免联合使用；不存在配伍禁忌时可以选择联合用药；当给药途径相同时，目前普遍认为中药和西药应间隔半小时至1小时使用最佳。

285. 哪些中药和西药应避免联合使用？

（1）联合用药降低药物疗效：贯叶连翘应该避免与阿帕替尼、阿比特龙、埃克替尼、依维莫司、安罗替尼、奥希替尼、瑞戈非尼、索拉非尼、舒尼替尼、奥拉帕利、哌柏西利等联合使用，这是因为贯叶连翘为CYP3A4强诱导剂，在使用经CYP3A4代谢的抗肿瘤药物时，同时使用贯叶连翘会使抗肿瘤药物的浓度降低，影响药物的治疗效果。

（2）联合用药产生或增加不良反应：藿香正气水以及中药药酒等含有酒精的药物与头孢哌酮等头孢菌素类、硝基咪唑类、磺胺类等药物联合使用时会出现双硫仑样反应。石膏、牡蛎、珍珠、龙骨、蛤蚧等含钙较高的中药与地高辛等洋地黄类药物联合使用时会增强洋地黄类药物的毒性。含麻黄碱的药物如小青龙颗粒、复方川贝精片等与强心类药物联合使用可能会引起心律失常等不良反应。

（3）重复用药：部分含有西药成分的中药复方制剂，如感冒药维C银翘片除了含有金银花、连翘、荆芥等中药成分还含有对乙酰氨基酚、氯苯那敏等西药成分；降压药珍菊降压片除了含有野菊花膏粉、珍珠层粉还含有盐酸可乐定、氢氯噻嗪；降糖药消渴丸除了含有葛根、地黄、黄芪等中药还含有格列本脲。这些药物在与含相同成分的西药联合使用时，会出现重复用药的情况，增加用药风险，用药前应咨询医生或药师。

（六）结直肠癌用药

286. 靶向药物在结直肠癌治疗中的作用?

随着化疗药物的进展及靶向药物的应用，转移性结直肠癌患者的生存期得到了显著改善，靶向治疗已成为结直肠癌个体化治疗和综合治疗的一线方案。分子靶向治疗已成为改善晚期结直肠癌预后的主要治疗手段，为结直肠癌患者带来更好的生存获益。

结直肠癌靶向治疗主要包括针对以抗血管内皮生长因子及受体（vascular endothelial growth factor/vascular endothelial growth factor receptor，VEGF/VEGFR）为靶点、针对以表皮生长因子受体

（epidermal growth factor receptor，EGFR）为靶点的靶向治疗及多靶点激酶抑制剂类药物。抗血管生成抑制剂如贝伐珠单抗、阿柏西普、雷莫芦单抗、瑞戈非尼、呋喹替尼，EGFR抑制剂如西妥昔单抗、帕尼单抗，BRAF抑制剂如康奈非尼，HER-2 ADC药物如DS-8201，神经营养原肌凝蛋白受体激酶基因（NTRK）抑制剂如拉罗替尼与恩曲替尼，均已获得美国FDA批准上市。其中，贝伐珠单抗、瑞戈非尼、呋喹替尼、西妥昔单抗、拉罗替尼、恩曲替尼已获得我国国家药品监督管理局批准上市。

需要注意的是靶向治疗中还存在着许多问题。患者在选择靶向药物治疗前应进行免疫或基因检测，同时关注相关不良反应及处理方法，以达到最好的疗效，并减少不良反应的影响。

287. 贝伐珠单抗的不良反应有哪些?

贝伐珠单抗作为结直肠癌治疗的靶向药物之一，能通过结合VEGF来抑制肿瘤血管生成，从而达到控制肿瘤生长、缩小肿瘤的作用。最严重的药物不良反应包括胃肠道穿孔、出血、动脉血栓栓塞等，发生频率最高的药物不良反应包括高血压、疲乏或乏力、腹泻和腹痛等。

常见不良反应包括高血压和蛋白尿。在使用贝伐珠单抗治疗时，需动态监测血压，如发生高血压，或血压较基线明显升高，应咨询主治医生，依据医生建议可选择血管紧张素转化酶抑制剂（ACEI）、血管紧张素Ⅱ受体拮抗剂（ARB）、β受体阻滞剂、钙通道阻滞剂或利尿剂等降压治疗，以达到良好的血压控制效果，推荐低危患者的血压控制目标为140/90mmHg，高危患者为130/80mmHg。

在每次开始贝伐珠单抗治疗前都应进行尿蛋白的检测。如果出现24h尿蛋白水平≥2g，应暂停贝伐珠单抗治疗，并密切观察，直至24h尿蛋白水平＜2g。肾病综合征（24h尿蛋白水平＞3.5g）应停用贝伐珠单抗。使用ACEI和ARB类降压药物，可降低蛋白尿的严重程度和终末期肾病发生风险。

288. 使用贝伐珠单抗有哪些注意事项？

结合贝伐珠单抗治疗引起的严重和常见的不良反应发生情况，在使用贝伐珠单抗前应明确告知医生自身的情况。

出现以下情况，需停止使用贝伐珠单抗：胃肠道穿孔（胃肠道穿孔、胃肠道瘘形成、腹腔脓肿）、内脏瘘形成；需要干预治疗的切口裂开以及切口愈合并发症；重度出血（如需要干预治疗）；重度动脉血栓事件；危及生命（Ⅳ级）的静脉血栓栓塞事件，包括肺栓塞；高血压危象或高血压脑病；可逆性后部脑病综合征（PRES）；肾病综合征（24h尿蛋白水平＞3.5g）等。

如果出现以下状况，需暂停使用贝伐珠单抗：择期手术前至少4周；药物控制不良的重度高血压；中度到重度的蛋白尿需要进一步评估；重度输液反应等。

此外，贝伐珠单抗可能损害女性生育力，在使用贝伐珠单抗治疗前，应当与有潜在生育力的妇女讨论生育力的保护方法。育龄妇女在采用贝伐珠单抗进行治疗时，应采取适当的避孕措施，在最后一次贝伐珠单抗治疗后的至少6个月内应采取避孕措施。在妊娠期间不应使用贝伐珠单抗。

289. 西妥昔单抗的不良反应有哪些?

西妥昔单抗是一种抗表皮生长因子受体（EGFR）的单抗隆抗体。西妥昔单抗总体耐受性是比较好的。最常见的不良反应是痤疮样皮疹、疲劳、腹泻、恶心、呕吐、腹痛、发热和便秘等。其他不良反应还有白细胞计数下降、呼吸困难等。其中皮肤毒性反应（痤疮样皮疹、皮肤干燥、裂伤和感染等）是最常见的不良反应，多数可自然消失。少数患者可能发生严重过敏反应、输液反应、败血症、间质性肺疾病、肾衰竭、肺栓塞和脱水等。在西妥昔单药治疗和西妥昔与伊立替康联合治疗的患者中，分别有5%和10%的患者因不良反应而终止治疗。

290. 使用西妥昔单抗有哪些注意事项?

由于西妥昔单抗可引起不同程度的皮肤毒性反应，故患者用药期间应注意避光。皮肤反应一般出现在开始治疗后3周内，大多皮疹是可逆的，在治疗结束后可以消退，也不会留后遗症。如果在使用过程中出现重度皮肤反应，要暂时停用西妥昔单抗，等皮肤反应减轻到Ⅱ级及Ⅱ级以下才能重新开始进行治疗。以防晒＋保湿为中心，以局部使用抗生素、局部外用激素和口服抗生素为三个基本点。具体药物种类和剂量一定要听从医生的建议，不可盲目用药。

西妥昔单抗输注过程中可发生输液反应。一般出现在首次输注期间或输注结束后12小时，表现为不同程度的寒战、发热、头晕、呼吸困难。甚至有患者可能出现重度输液反应，造成生命危险。发生轻度输液反应时，可减慢输注速度或给予抗组胺药，严重反应者应立即停止输注。在用药过程中，要严密监测不良反应，及时跟医生沟通，有效处理不良反应。

291. 卡培他滨有哪些常见的不良反应?

卡培他滨的不良反应有消化道不良反应、皮肤不良反应、神经系统不良反应、血液学不良反应和全身不良反应等，其中消化道不良反应和皮肤不良反应较为常见。大多数胃肠道反应表现为腹泻、恶心、呕吐及口腔炎等；几乎一半的患者在服用卡培他滨后会出现手足综合征，主要表现为四肢麻木、感觉迟钝、皮肤肿胀或者出现红斑，有些患者还会出现严重的皮肤疼痛。卡培他滨可以导致一些患者出现头痛、感觉异常、味觉障碍、眩晕、失眠等症状。极少数患者反映服用卡培他滨后出现中性粒细胞减少和贫血，甚至骨髓抑制。还有部分患者会出现疲乏、黏膜炎、发热、虚弱、嗜睡等全身症状。

292. 卡培他滨与哪些药物可能存在相互作用?

卡培他滨与多种药物或食物有相互作用，使用时应告知医生当前服用的药物。常见的有相互作用的药物包括香豆素类抗凝剂、细胞色素P-450 2C9底物、苯妥英、抗酸剂、甲酰四氢叶酸（亚叶酸）、索立夫定［抗病毒药物，在体外对单纯疱疹病毒Ⅰ型（HSV-1）和水痘-带状疱疹病毒（VZV）具有抗病毒作用］及其类似物等。

卡培他滨可增加华法林的效果，对使用卡培他滨同时口服香豆素类衍生物抗凝剂的患者，应常规监测其抗凝参数（INR或PT），并视情况调整抗凝剂的剂量。卡培他滨应慎与细胞色素P-450 2C9底物同用。卡培他滨和苯妥英同时服用会增加苯妥英的血浆浓度，对使用卡培他滨同时服用苯妥英的患者，应常规监测苯妥英的血浆浓度。含氢氧化铝和氢氧化镁的抗酸剂对卡培他滨代谢可能有影响。卡培他滨及其一种代谢产物的血浆浓度轻微增加，对三种主要代谢产物（5'-DFUR、5-FU和FBAL）没有影响。甲酰四氢叶酸（亚叶酸）对卡培他滨的药效有影响，可能增加卡培他滨的毒性。索立夫定可导致氟嘧啶毒性升高，有致死的可能，因此，卡培他滨不应与索立夫定及其类似物（如溴夫定）同时给药。此外，卡培他滨与食物也有潜在的相互作用，一般不建议卡培他滨与食物一同服用。

293. 使用伊立替康有哪些注意事项?

伊立替康在使用的过程中，伊立替康可能会带来的不良反应包括骨髓抑制和迟发性腹泻，其中，腹泻率达6%～47%。用药后24小时内可能出现急性胆碱能综合征，主要表现为早发性腹泻、腹痛、结膜炎、鼻炎、出汗、全身不适、头晕、视力障碍、流泪、流涎增多等，因此会预防性使用硫酸阿托品。用药后2小时至下周期化疗前任何时间均有发生迟发性腹泻的危险，尤其是既往接受腹部、盆腔放疗的患者。出院的患者应携带特定的药物（罗哌丁胺）以便腹泻发生时及时治疗，并及时将病情通报给建议使用本品的主治医生。

建议食用易消化的食物。一旦出现第一次稀便，需大量服用含电解质的饮料并就诊，开始抗腹泻治疗。需要注意严重腹泻可能危及生命，一旦发生，必须及时通知医生并治疗。

四、功能康复篇

294. 携带尿管回家后，应该怎么护理？

患者住院期间携带尿管，护士会根据护理常规结合患者自身特点给予护理。回家后，需要患者自己护理。自行护理的方法是：

（1）患者在家可以躺在床上，屁股下垫便盆，用温开水进行冲洗，一天2～3次即可。冲洗前，患者家属应洗净双手。冲洗的同时，可以使用干净毛巾简单擦拭外阴部，清除分泌物。有条件的家庭，可以在药店选购碘伏消毒液及无菌纱球或无菌纱布，冲洗完毕后，用无菌纱球或纱布蘸取适量碘伏消毒液，用纱球消毒尿道口，预防泌尿系统感染。

（2）为了避免感染及尿管阻塞，每日应该多饮水，饮水量应保证至少2000ml，以增加排尿量；每日尿量需至少维持在1500ml，以稀释尿液及达到自然冲洗尿道的作用。①尿管堵塞：感觉憋尿，但是没有尿液从尿管中流出。此时建议您到正规的医疗机构更换新尿管。②漏尿：尿液自尿道口流出的现象。此时建议您减少增加腹内压的因素，或到正规的医疗机构调整导尿管水囊的充盈程度。

（3）为了防止因尿液倒流而引发感染，在家活动期间一定要将集尿袋的位置固定在尿道口以下，但千万不可以放置于地上。

（4）为了减轻患者活动时的负担，请及时倾倒集尿袋中的尿液，这样做也可以在一定程度上预防感染。

（5）导尿管与集尿袋接头应保持密闭，以防被污染。

（6）导尿管和集尿袋管子不可扭曲或受压，以防阻塞。

（7）常规情况下，导尿管每月更换一次，集尿袋每周更换一次。患者应去正规医疗机构更换。

295. 携带尿管期间，常见的异常情况有哪些？应该如何处理？

患者携带尿管期间，由于护理不当或者其他原因，可能会发生一些异常情况，常见的异常情况如下：

（1）尿路感染：主要表现为尿频、尿急、尿痛，膀胱区或会阴部不适及尿道烧灼感，严重者可出现尿液浑浊、肉眼可见的血尿，甚至出现低热等症状。产生尿路感染的原因很多，可能是患者居家护理的时候没有完全按照无菌操作，或者是未保证引流系统封闭，或者患者液体摄入量不足以及免疫力低下等原因。轻症患者可以采用冲洗尿管时保证无菌、规范操作、保证饮水量等方法解决。重症患者应去医院积极治疗。

（2）尿管脱出：尿管从尿道口滑出。这可能是因为水囊破裂或患者从事腹内压过大的活动。患者应保留脱出的尿管，将其带到正规医疗机构，观察尿管是否完全脱出，以及根据医嘱重新插入尿管。

（3）尿管堵塞：感觉憋尿，但是没有尿液从尿管中流出，建议到医疗机构处置。

（4）漏尿：尿液自尿道口流出的现象，此种情况需要到医疗机构处置。

296. 造口患者手术后能不能同房？

一般来说，性生活对造口没有任何影响，造口患者身体恢复后就能够过正常的夫妻生活，但造口对夫妻的性生活是一大问题，造口者担心对方嫌弃自己，而对方也会害怕弄伤造口或担心对造口有不良的影响而拒绝。所以，要给夫妻双方一个适应的过程。同房前可先将便袋内排泄物排空，换上干净的造口袋或迷你型造口袋，还可以在造口袋上套个花布袋，遮挡造口袋，保持好心情。

297. 手术后多久可以有性生活?

造口患者身体恢复后就能够过正常的夫妻生活，造口对夫妻的性生活是一大问题，造口者担心对方嫌弃自己，而对方也会害怕弄伤造口或担心对造口有不良的影响而拒绝。所以，要给夫妻双方一个适应的过程，互相关心、爱护、鼓励，让造口者尽快适应正常的生活。

298. 手术后性功能会受损吗? 如果受损还可以恢复吗?

实施造口手术的医生都会很好地保护盆腔神经，尤其是负责勃起和射精的神经。关于这些手术损伤的问题要询问主刀医生，他会告知您的性功能是否受损，是否能够恢复。

299. 携带PICC（经外周静脉置入的中心静脉导管）导管侧肢体活动得越少越好吗? 活动应注意什么?

不是。患者置管侧上肢24小时内手臂不能过度用力，避免穿刺点出血，但应做适当手腕、手指活动运动，如握拳活动，以促进血液循环。若静脉条件较差或反复穿刺调节者，可在穿刺点上10cm处湿热敷，每天3～4次，每次20～30分钟，后可用喜辽妥软膏沿静脉走向涂抹，以提高热敷效果，减少机械性静脉炎的发生。48小时后患者可以从事一般日常工作，如擦桌、扫地、洗碗、洗菜等，但应控制活动幅度，置管侧手臂不宜做肩关节大幅度甩手运动、游泳、打乒乓球和打网球、做引体向上和托举哑铃等持重锻炼，避免置管手臂进行重体力活动。如平时喜欢打牌的患者，要留意穿刺侧的导管是否有折损、折痕。

300. PICC导管会断吗？如果在家断了怎么办？

目前临床使用的PICC导管多为医用高等级硅胶材料，其质地柔软，在日常要避免用剪刀等锋利的物品去触碰导管，避免牵拉导管，置导管侧手臂避免剧烈活动，一般导管不会断裂。如果因为特殊原因导管发生断裂，如果是断在身体外面，需妥善固定体外导管，千万不要使断的那头滑进去，注意不要让空气进到导管里，封闭好后去医院。如果导管断端已经进入体内，千万不要剧烈运动，扎紧上臂处，避免导管越滑越深进入心脏，并马上就医。

301. PICC导管的日常应如何维护？

PICC置管术后应该24小时换药一次。如果应用透明敷料，之后每7天换药一次；如果应用纱布类敷料，之后应每2天换药一次。换药可以避免感染的发生，因为要求无菌操作，所以建议去正规医院请专业护士换药，不建议患者在家由家属操作。日常患者需注意保持导管周围的清洁、干燥，当发现贴膜有卷曲、松脱、贴膜下有汗液、穿刺点出血、红肿等情况，即使未到换药时间也应及时去医院换药。每

7天更换正压接头、冲洗导管，可以避免导管堵塞，包括脉冲式冲管和正压封管，一般冲管用的无菌溶液为生理盐水，封管用的无菌溶液为生理盐水或肝素生理盐水。冲封导管都必须用10ml以上注射器，小于10ml注射器冲封导管时容易造成导管损伤或破裂。

302. 发现导管外露的长度比原来短了，要紧吗？应如何防止导管移动？

平时要注意保持导管贴膜固定良好，如有问题及时换药，条件许可的情况下可以选择导管固定辅助产品。还要注意避免牵拉导管，避免置管侧肢体激烈活动等。但由于手臂的活动，固定好的导管置入身体的长度有时也会有稍微的变化，患者就会发现导管外露的长度好像和刚开始不太一样，如果变化的长度不大，一般没有问题。患者可以等下次换药时携带PICC手册（里面记录有您的置管信息），换药护士阅读后，就能判断出导管是进入或是脱出身体的长度，然后作相应处理。

303. PICC导管脱出怎么办？

（1）PICC导管未完全脱出：脱出的部分是禁止再次送入静脉的，需固定好后去医院就医；如果体内存留部分大于35cm，可以检查X线胸片确认导管末端位置后继续使用，如果小于30cm就需拔除。

（2）PICC导管完全脱出：按压住穿刺点防止出血，携带脱出的PICC导管就医，请医护人员判断导管是否完整。

304. 可以用置入PICC侧手臂测血压吗？

不可以，以免压力过大损伤导管或造成导管堵塞。但如果您选用的是袖带和仪表都在腕部的一种电子血压计，可以测量PICC侧。

305. 携带PICC导管影响做CT及磁共振检查吗？

携带PICC导管不影响做CT、磁共振检查。但是目前使用的导管一般都是非耐高压的，所以导管不能用于高压注射泵推注对比剂，否则导管会因不能耐受高压而损伤或破裂。

306. 患者出现置管侧上臂肿痛是什么原因？

（1）静脉炎：其中以机械性静脉炎最常见。常发生于置管后1周内，发生率为21.6%～31.7%，主要由于导管与血管发生摩擦，血管内膜发生磨损，进而导致机械性静脉炎。患者置管侧肢体肩部有不适感，上臂肿胀伴红肿、皮温较高，沿导管可有压痛。处理方法：抬高患肢，促进静脉回流，缓解症状，避免剧烈活动，可做手腕、手指运动来促进血液循环，如握拳活动；肿胀部位给予热敷，每次30分钟，每天数次，热敷后肿胀部位使用如意金黄散、扶他林、喜疗妥等药物外敷；也可使用紫外线治疗仪：在距离15cm处使用，第一天5秒，第二天10秒，第三天15秒，症状未完全缓解可重复，也可以预防性使用。一般几日内症状可缓解。

（2）血栓形成：可以通过B超来确认是否发生血栓。如发生血栓，不要急于拔管，以免血栓脱落。患者应卧床休息，抬高患肢超过心脏水平，局部热敷，避免血栓侧肢体用力及大幅度活动，遵医嘱使用抗凝剂或溶栓剂，如低分子量肝素。

307. 患者出现置管侧手臂肿胀，没有疼痛感，是什么原因？

轻微的肿胀可能是由于血液回流不佳引起，平时不要穿着衣袖过紧的衣服，置管侧要适当抬高手臂，睡眠时可将留置侧的手臂适当抬高，避免长时间压迫留置侧肢体，输液期间可做握拳运动，以增加静脉回流速度。可以测量肘横纹上10cm处上臂臂围，如果在体重没有增长的前提下，比原来增粗了2cm，需要警惕是否有血栓形成，请尽快就诊。医生可以通过B超来确认是否发生血栓，如发生血栓，不要急于拔管，以免血栓脱落。患者应卧床休息，抬高患肢超过心脏水平，局部热敷，避免血栓侧肢体用力及大幅度活动，遵医嘱使用抗凝剂或溶栓剂，如低分子量肝素。

308. PICC穿刺点有出血怎么办？

患者一般置完管后会被要求按压穿刺点30分钟，置管24小时内避免置管侧肢体大幅度活动，来预防出血。但有部分患者置管7天内（尤其是24小时内），穿刺点会有渗血，如果渗血量很少，不需要作特殊处理；如渗血量较多，则需要换药，换药时可以在穿刺点上垫无菌纱球来压迫止血。如果反复多次，且出血量较大，需要检查血小板计数及凝血功能，来确认患者的凝血机制是否正常。

309. PICC贴膜处皮肤特别痒，还有红疹，是怎么回事？

当患者出现PICC贴膜处皮肤发痒、起红疹，是由于PICC置管、长期贴膜而导致的过敏性皮肤病。皮肤过敏反应是皮肤损伤的一种表现，严重时可引起皮肤破溃、渗液，如发生，不必过于紧张，勿用力抓挠或私自去除贴膜，以免加重皮肤损伤，造成感染或导管脱出；可轻抚皮肤以减轻痒感，保持清洁干燥，尽快去医院就医。护士会根据患者情况，决定是否应用抗过敏药物或皮肤保护剂等，并会更换贴膜种类来缓解患者皮肤的过敏反应。

310. 患者发热，体温38.5℃，是不是发生了感染？

患者突然出现不明原因的发热、寒战，又查不出其他原因，应考虑导管相关血流感染，需要尽快就医。如医护人员也认为是导管相关性感染，这时应果断拔管，医护人员将用无菌剪刀剪下导管前端1～2cm做细菌培养，同时从对侧肢体抽取静脉血8～10ml做血培养，为患者选择性应用抗生素提供依据。

311. 拔除PICC导管后，患者需要注意什么？

拔除导管后，护士会检查导管的完整性，以确认导管已经完全被拔除了。患者需要按护士要求按压穿刺点15～20分钟，以预防穿刺点出血，护士在穿刺点上贴的无菌敷料，患者可以于24小时后撕掉。导管拔出48小时后，穿刺处可以接触水，但要注意避免用力揉搓。

312. 什么是CVC（中心静脉导管）？

中心静脉导管简称CVC，是将导管经颈部皮肤穿刺进入中心静脉，主要穿刺部位有颈内静脉、锁骨下静脉、锁骨上静脉，导管尖端到达上腔静脉，导管末端固定在前胸位置。股静脉置管的穿刺点在大腿根部，将导管尖端插入到下腔静脉并保留，但是目前股静脉置管不是常用部位。

313. CVC多长时间换一次药?

CVC为中短期导管，因为此导管的长度和PICC相比要短一些，容易发生脱管现象。此导管又是末端开口式导管，容易发生堵管现象。在化疗间歇期要按时到医疗机构进行导管换药、导管冲洗，常规要求每周更换敷料2次，输液接头每周更换1次。患者及其家属也应该随时观察导管有无回血现象、固定导管的贴膜是否松动、卷边和贴膜内有无水气。如有以上问题发生应该及时回医院接受专业的导管维护并更换敷料，非医务人员禁止更换敷料。

314. 携带锁穿管回家的注意事项有哪些?

（1）出现高热（体温超过38℃）、寒战、发汗；穿刺点红、肿、热、痛，有脓性渗出物，提示可能出现了与导管相关的感染问题，需立即就医。

（2）感觉胸闷、气短或胸痛，提示可能导管出现问题，如导管破裂或移位。需要引起重视，请立即到附近医院就医。

（3）置入侧颈部或手臂肿胀、疼痛，提示可能有血栓形成，需尽快就医。出现一些突发问题的处理方法：①穿刺处出血，如只是少量出血，不必惊慌，可轻按穿刺点至不再出血，及时更换贴膜。②输液正压接头松脱，如果锁穿管的输液正压接头松脱，请立即将导管打折，以防血液流出或气体进入体内，消毒后更换新接头。③体外导管破损，立即在导管断裂处将导管打折并用胶带固定；若导管破损发生在穿刺处，请小心地将导管向体外拔出3～5cm并将导管折叠，用胶带固定，立即去医院处理。不要使用小于10ml的注射器冲洗导管；冲洗导管遇到阻力时切勿强行继续操作；任何时候都避免在导管附近使用剪刀或尖锐物品。④不小心将导管拔除，按压穿刺点止血，携带导管及时就医，检查导管是否完整。⑤如出现贴膜或碘伏过敏，可调换成其他不过敏的溶液或敷料，以保证穿刺部位皮肤完整。

315. 携带CVC可以洗澡吗?

携带CVC是可以洗澡的，洗澡时，注意用保鲜膜包裹导管及附件部分，避免进水。如有潮湿、卷边等情况，应立即更换贴膜。穿脱衣服时应小心，注意保护导管、防止脱出，衣服的袖口、领口不宜过紧，先穿穿刺侧衣袖，后脱穿刺侧衣袖。

316. 什么是输液港?

植入式静脉输液港（venous port VPA，简称（PORT），是一种可植入皮下长期留置在体内的静脉输液装置，包括尖端位于上腔静脉的导管部分及埋植于皮下的注射座。没有外露导管，输液时需要于注射座上留置无损伤针（一般可连续使用7天），将药物直接输送至中心静脉，防止刺激性药物对外周静脉的损伤。输液结束后拔除针头，不留痕迹，方便美观，完全可正常生活，包括沐浴、运动，其使用期限可达5年。

317. 输液港留置后的注意事项?

①穿刺后24小时内：局部切口无菌敷料覆盖，术侧肢体减少活动；②术后当天必须拍摄X线片，确定导管位置后方可开始使用；③术后7～10天，避免淋浴；④当天维护后，敷贴保留24小时，当天不可沐浴。

318. 输液港多长时间维护一次?

输液港每28天维护一次，带好维护本，到医院PICC专科门诊清洗冲管确保导管通畅。在治疗期，输液港不需要特别维护。

319. 输液港回家后的注意事项?

（1）注意事项：①术后放置导管部位可能会出现青紫，1～2周会自行消退。②术后保持局部敷料清洁干燥，切勿自行打开，以免伤口感染。观察输液港周围皮肤有无发红、肿胀、灼热感、疼痛等炎性反应。术后会感觉手术部位有些酸痛，尤其是沿着导管走行的部位，这种不适感通常在1～3天后逐渐缓解。③安装输液港后可从事一般性的日常工作、家务劳动、轻松运动，但应避免使用置管一侧手臂提重物、做引体向上、举哑铃及猛烈的甩臂动作。避免碰撞、摩擦、压迫港体，防止针头移动、针头脱出或药物外渗等严重后果；上臂输液港植入的患者，避免打网球、排球、羽毛球等手臂大幅度的运动，以防止港体发生翻转，导管扭转。④输液港的置入是不会影响CT或磁共振检查，包括机场安检。⑤做CT、磁共振、造影检查时，严禁使用此静脉输液港作高压注射对比剂，防止导管破裂。⑥拍胸部钼靶摄片时，需告知医技人员输液港置入的部位，以免挤压港体。

（2）温馨提醒，出现以下情况时需及时就诊：①港体部位出现发红、肿胀、烧灼感、疼痛；②不明原因寒战、发热（体温超过38.5℃）或低血压；③肩部、颈部出现疼痛及同侧上肢浮肿或疼痛等症状。

320. 什么是凯格尔运动?

凯格尔运动又称骨盆运动，是针对骨盆肌肉进行的一种训练。目的是通过有意识的反复收缩耻骨肌、尾骨肌，加强盆腔底部肌肉力量，恢复盆底肌张力，增强尿道和肛门括约肌的功能，常用来预防盆腔脏器脱垂，改善大小便失禁问题，还有助于改善性功能。

321. 如何做凯格尔运动?

首先准确找到和控制盆底肌，可通过阻断中段尿来找盆底肌，即小便时阻止尿液流出，然后再恢复，控制尿液流速的肌肉就是盆底肌。做凯格尔运动前要排空膀胱，将注意力放在之前找准的盆底肌上，伴随呼吸伸缩盆底肌。先鼻子吸气，全身放松，腹部充气鼓起，慢慢放松盆底肌；后嘴巴慢慢吐气收缩，感受到阴道、肛门在收紧，盆底肌群感受到由外向内、由下至上的收缩和上拉；继续深呼吸，慢慢将提升的盆底肌轻柔地放下来。凯格尔运动要适时适量，并逐渐增加强度。盆底肌恢复后，不要停止凯格尔运动，把此项运动当成一项终身运动，锻炼终身、终身受益。（可自行搜索视频教学）

322. 什么人群需要进行坐浴?

①直肠癌术后，肛门有黏液流出的患者，坐浴可以促进黏液排出；②直肠癌术后，总想排便的患者，坐浴可以促进盆腔炎症的消退和吸收，缓解症状；③直肠癌术后，肛门有下坠感的患者，坐浴可以促进盆腔炎症的消退和吸收，缓解症状；④直肠癌不保肛术后，坐浴可以促进切口愈合；⑤直肠癌术后，肛门有剧烈疼痛感的患者，可能是手术中形成的小的肛裂，坐浴可以缓解症状。

323. 为什么直肠癌患者术后要坐浴呢?

坐浴是肠癌患者，尤其是直肠癌患者术后经常需要用到的一种康复手段。

（1）坐浴可以加速盆腔炎症的吸收。直肠癌的手术操作，主要集中在盆腔，这会导致盆腔术后出现无菌性炎症。所谓无菌性炎症，就是“不是由细菌引起的炎症”，比如用力在手臂上掐一下，就会出现一个无菌性炎症的区域。①对于保留了肛门的直肠癌患者，无菌性炎症会让患者感到肛门有下坠感、排便感，并刺激肛门分泌黏液，坐浴可以加速炎症的吸收，减轻这种感觉，减少黏液的分泌；②对于没有保留肛门的患者，无菌性炎症会刺激盆腔产生渗出液，影响切口的愈合，坐浴不仅可以加速炎症的吸收，还会加速身体对渗出液的吸收。

（2）坐浴可以通畅引流：①对于保留了肛门的直肠癌患者，部分患者可能吻合口愈合不是特别理想，可能会有一些脓从肛门流出，坐浴除了可以减轻炎症以外，还可以让直肠里的脓顺利地流出来，给直肠一个更清洁的环境，促进吻合口的愈合；②对于没有保留肛门的患者，原来肛门处会有一个切口，如果这个切口愈合的不理想，有一些感染，将切口的线拆除之后进行坐浴，可以让切口保持一个更清洁的环境，促进切口的愈合。

（3）坐浴可以缓解肛门疼痛：直肠癌的手术可能会对部分患者造成（肛裂），这种肛裂可能会引起肛门的疼痛，坐浴可以缓解肛裂所带来的疼痛。

324. 什么时候开始坐浴呢？

（1）对于保留了肛门的直肠癌患者，可以在术后2周之后开始坐浴，这时吻合口的愈合基本已经成形，坐浴基本不会对吻合口的愈合造成不利的影响。除此之外，坐浴最好可以将坐浴盆放在马桶上，不建议将盆放在地上，患者直接蹲在地上或者坐在地上坐浴，因为这会对吻合口形成较大的压力，影响吻合口的愈合。

（2）对于没有保留肛门的患者，根据切口愈合情况进行坐浴。对于切口愈合良好的患者，拔除会阴引流管之后1周就可以开始坐浴，而对于切口有感染的患者，将切口缝线拆掉后即可开始坐浴。

325. 如何进行坐浴?

（1）坐浴盆一般都是放在马桶上的小盆子，专门用来坐浴，每次使用前都要用消毒液清洗干净或用开水烫洗消毒坐浴盆，坐浴盆要耐高温。

（2）在坐浴盆中倒入开水1000ml晾凉至42～45℃（水温降至手刚好能伸进去，微微觉得热），协助患者坐下，使患者肛门位于盆上，用水蒸气熏蒸5～10分钟，待水温降至37～39℃时坐入盆中浸泡清洗。

（3）坐浴的水温要控制在37～39℃，每次坐浴10～15分钟，每天2～3次。如果水温凉得过快，可以中途加水。

（4）坐浴同时作提肛（即有意识收缩肛门）运动，可增强肛门括约肌的功能，加速静脉血回流。

（5）擦净肛周皮肤，检查肛周皮肤的完好性。坐浴的毛巾要专人专用，并定期用肥皂洗净，在烈日下暴晒或煮沸消毒。

326. 坐浴有哪些注意事项?

（1）坐浴期间做好饮食指导，防止便秘，发生肛裂，引起肛周感染。坐浴前先排尿、排便，因为热水可刺激会阴部、肛门，易引起排尿、排便反射。

（2）坐浴前要使用毛巾将坐浴盆边缘包裹，以避免坐浴盆边缘划伤患者或者烫伤患者。

（3）坐浴时整个臀部应浸泡于水中。

（4）坐浴过程中要观察患者面色、呼吸、脉搏，倾听患者主诉，有异常时应停止坐浴，扶患者上床休息。

（5）坐浴时间最好早上及晚上。

（6）女性月经期禁止坐浴。

对于术中有特殊情况的患者，要根据医嘱进行。

五、日常生活与复查篇

327. 结直肠癌手术后多长时间开始复查?

结直肠癌手术复发病例的80%～90%均发生在手术后2～3年内，仅有大约2%的复发病例发生在手术后5年以后。结直肠癌即使手术很顺利，术后复查也是不能忽视的。一般地讲，对行根治性切除术后的结直肠癌患者，在手术后2年内，应该每3个月复查1次；术后第3～5年，应该每6个月复查1次；5年以后开始应该每年复查1次（或根据您的手术医生的建议决定）。只有这样才能尽快发现结直肠癌的复发，及时予以治疗。

328. 结直肠癌手术后复查的时候都需要做哪些检查?

一般来说，结直肠癌术后复查的内容包括：病史询问、腹部体格检查和直肠指诊、电子结肠镜检查、血常规、CT检查、肝肾功能、肿瘤标志物、腹部彩超。如果上述常规检查发现异常，可能还需要进一步行胸部CT增强、肝脏磁共振增强、骨骼ECT和全身PET/CT或磁共振检查。结直肠癌患者术后复查的时候，医生会根据患者的具体情况适当调整检查的项目。

329. 结直肠癌手术后多久就可以不用再复查了?

无论是结直肠癌还是其他恶性肿瘤，无论是病期早晚，都无法保证在术后一定不复发，所以目前对于恶性肿瘤还是要定期复查，即使术后满5年没有复发或者转移，达到了“临床治愈”，也要定期复查。

只不过，要转换复查时的心态，不要过于恐惧、担心，要回归正常生活，把复查当成一次防癌体检，早发现，早治疗。

330. 复查时间可以适当提前或者后延吗？不到复查时间出现不适症状怎么办？

我们建议的复查时间并不是死板的，可以根据患者的实际情况适当地提前或延后，但不应该因为怕麻烦而不去进行复查。因为出现肿瘤的转移或复发时，能够及时地发现，积极地进行处理，通常有较多的治疗方式可供选择，也通常能取得较好的治疗效果。但如果长时间不进行复查，等疾病进展了，身体出现了明显的不适症状后才发现，往往很多治疗手段都无能为力了，治疗效果也可想而知了。如果还没到复查时间就有不适症状出现，我们的建议是立即到医院进行复查，不必严格遵循复查时间的间隔规定。

331. 结直肠癌手术后会复发吗？

结直肠癌是常见恶性肿瘤之一，无论肿瘤的早晚，均有一定的概率出现转移或复发。一般来讲，肿瘤的分期越早，概率就越小。结直肠癌患者，肿瘤切除以后，确实是有可能复发的，复发可以分为两种：一种是局部复发，一种是远处复发。复发和转移是恶性肿瘤的特征，结直肠癌术后，复发和转移的概率是终身的，但是术后前5年，是复发的高峰期，特别是术后前2年。但随着时间的推移，再出现转移或复发的可能性会变小，甚至有人认为超过5年没有出现转移或复发，肿瘤可以认为是治愈。

332. 复查多长时间没有复发就说明痊愈了？

从严格意义来讲，对于结直肠癌这些恶性肿瘤，没有绝对治愈的概念，因为其都有一定的概率出现转移或复发。一般来讲，肿瘤的分期越早，复发的概率就越小。虽然随着时间的推移，再出现转移或复发的可能性会越小，甚至有人认为超过5年没有出现转移或复发，肿瘤可以认为治愈了，但在临床中也有不少5年之后再出现转移或复发的病例。因此，一定要重视结直肠癌的术后复查，切不可大意。

333. 手术后做了化疗/放疗，复查时间要改变吗？

一般术后化疗或放疗都需要几个月的时间，在此期间，可能需要进行一些检查。但因为治疗还没有结束，您在什么时候需要做什么检查，还应该由负责给您治疗的化疗科/放疗科医生来决定。等所有的治疗都结束后，再按照术后复查周期（术后2年之内每3个月复查1次，术后3～5年每6个月复查1次，术后5年之后每年复查1次）来进行复查。

334. 可以选择医院进行复查吗？

结直肠癌术后的复查非常重要，可以对一些肿瘤转移或复发的情况进行早发现、早处理。因此，我们要求患者术后定期复查。如果条件允许，尽可能到首次治疗的医院复查，因为医生对患者的治疗情况会比较了解，同时术前的一些影像资料也保存在此医院，便于手术前后检查资料的对比，明晰病情变化。如果因为时间、人力、经济等客观条件无法到首次治疗的医院复查，建议去其他诊疗水平较高的三甲医院进行复查，并保留相应的检查结果，以便进行检查结果的对比。

335. 患者没有完成化疗周期，应该什么时候复查？

在患者进行化疗期间，患者的所有治疗和检查都应该听从化疗医生的建议。等患者全部化疗周期完成之后，再按照复查周期（术后2年之内每3个月复查1次，术后3～5年每6个月复查1次，术后5年之后每年复查1次）进行复查。

336. 手术后复发时会有什么症状？

（1）疼痛：疼痛为结直肠癌术后复发最为常见的初期症状，通常有会阴部下坠、骶部疼痛并放射至下肢的情况。

（2）肿块：结直肠癌术后复发的患者，可在肛门指检时在肛门皮下摸到结节状肿块，质地较硬，且可出现压痛。

（3）大便习惯改变及便血等：结直肠癌术后复发的患者可伴有便血或排便习惯的改变等，如排便次数变化或大便性状的改变等。

（4）泌尿系统症状：结直肠癌术后复发的患者由于癌细胞侵犯输尿管、膀胱等，严重者可出现相应的泌尿系统相关的结直肠癌复发症状等。

337. 患者排便位置改变后很不习惯，怎样适应？

疾病的治疗需要尊重科学，排便的位置是由医生和造口治疗方案共同选择决定的，本着便于患者自我护理、造口产品的使用、患者观察造口情况、尊重患者生活习惯的考虑。刚开始不习惯是由于造口护理操作不熟悉，需要患者熟练掌握造口护理操作，待患者熟练掌握这项技术后就会习惯造口的存在了。

338. 患者难以接受腹壁造口排便，该如何调节？

造口是治疗疾病后留下的遗憾，需要患者慢慢接受它，并与其相适应。造口排便可以选用不透明的造口袋，这样就看不到大便。还可以在造口袋的外面套上一个有美丽图案的布套，这样感官会更舒适，也更容易接纳这种排便方式。

339. 有造口后穿戴应注意哪些？

有造口后一般穿脱衣服不受影响，只要裤子不紧勒造口、影响其血液循环就可以穿。尽量选择质地柔软的衣物，避免摩擦造口黏膜。

340. 有造口疝后形体不美观，如何应对？

造口疝是造口远期并发症之一，需要咨询专业医生是否需要治疗。如果暂时不用医治的，可以穿着宽松、肥大的服装，起到遮挡作用。患者要从心里接受造口的事实，另外造口也是身体的一部分，必须爱护它，保护它！

341. 患者对造口产生厌恶感怎么办？

家庭、亲人的关爱和接纳对造口患者极其重要，可以尽快帮助患者自行掌握造口的日常护理，如更换造口袋、沐浴、工作、旅游指导，使他们尽快回归社会，恢复做人尊严。如今还有一些造口患者感到不能控制排气、排便的问题是一件令自己烦恼不堪和不可接纳的事。对于造口袋发出的声音、排气及渗漏等的担心、焦虑，时刻提醒患者有造口的存在，患者对造口及自己感到厌恶，有的甚至导致情感和社交上的孤立。乙状结肠造口患者可以尝试进行造口灌洗术，这项技术应该由造口护士指导，待熟练掌握后自行进行，要考虑是否需要家庭护士和亲属的帮助。

342. 担心造口袋气味、造口袋膨胀被他人发现后嫌弃怎么办？

造口袋充气是正常的肠道排气的现象，建议使用带过滤片的造口袋，过滤片有排气除味的功效，这样造口袋就不会胀鼓了。另外，少吃产气食品，如洋葱、土豆、豆类食物等。还可以穿着宽大一些的衣服，都能起到很好的遮蔽作用。

343. 造口患者夏天衣服薄，外出活动受限怎么应对?

夏天外出可以选择深色、不透明、稍宽大的衣服，这样造口不易被发现。另外，带上足够的造口用品，以免出汗多、更换频繁。

344. 无独立卫生间使用时，造口患者会遭受他人异样眼光，心理如何承受?

造口不是疾病，不要在意他人的看法。可以根据自己的情况选择合适的造口袋，如容量大的二件式的闭口袋，减少在外更换的需要。选择方便更换造口袋的方式，外出时排空造口袋，造口用品携带齐全，将底盘修剪好备用。相信大家都会帮助造口人共渡难关。

345. 购物试衣服不方便，担心粪便会把衣服弄脏怎么办?

外出购物是愉快的事情。如果要购买服装，造口患者提前换好干净的造口袋，试穿新衣前检查造口袋是否完好。贴身穿一件薄内衣，既可以将造口袋遮住，又不影响试穿新衣的大小。

346. 患者和家属认为有肠造口无法再去工作，怎样走出阴影?

首先要评估患者的工作条件和环境，如果是需要搬运重物的工作建议放弃或更换，可以更换轻体力工作。肠造口不是疾病，当原有疾病痊愈后，患者就能够回到原来的工作岗位，不要因为有造口就认为疾病没有治好，造口只是治疗疾病留下的无奈，不影响原有生活。手术后患者和家属要积极学习造口护理技巧，并在自由运用后就能很好地去工作。

347. 有肠造口后担心家人、朋友、同事嫌弃如何应对?

造口患者家人、朋友、同事了解其患病过程和治疗经过，一般都能接受造口的事实。患者要积极学习造口护理知识，正确选择造口袋系列，使其具备有效保护造口周围皮肤、有效控制异味外溢、最大限度减少外漏和疼痛等特点。独立掌握更换造口袋的流程和方法。经常与朋友，同事交谈聊天，以获得理解和支持。

348. 有了肠造口后总是感觉有臭味，是不是产生了幻觉?

首先检查造口袋是否渗漏，再检查造口袋是否清洁，还要检查衣服是否干净。如果都是完好，就要说服自己接受造口的存在。是否产生幻觉需要咨询心理医生。

349. 造口术后总是感觉没有自尊，和别人不一样了，如何度过这个阶段?

造口不是疾病，当原有疾病痊愈后患者就能够回到原有生活，不要因为有造口就认为疾病没有治好，造口只是治疗疾病留下的无奈。患者应该试着去敞开心扉，首先从与伴侣、亲人、朋友倾谈开始，对亲朋好友说出心中的希望与恐惧，这种沟通能够使其获得理解与支持，回归到家庭充满爱的怀抱中。患者应该主动走进社会，参加一些团体活动，如病友俱乐部、兴趣爱好俱乐部等，积极参与抗癌乐园的活动，与病友沟通与交流，参加丰富的文体活动等，这些社会支持都会减少孤独与恐惧感。再加上进行自我心理调节，患者就可以逐步回归到正常的生活中去，并且拥有积极、向上、乐观的生活态度。

六、肿瘤患者谈抗癌

来自患者、家属的抗癌心路历程

（一）癌症也可以被治愈

2023年5月，我出现了腹胀、排脓血便，于是就来到医院就诊。医生安排我做了肠镜检查，检查后被确诊为直肠癌。拿到这个检查结果，我懵了，大脑一片空白，以前一直觉得“恶性肿瘤”离我很远，但现在它真真切切发生在我身上，我很难接受……我害怕失去生命，害怕这病是不治之症，害怕不能恢复到正常状态，这些不确定性让我非常恐惧，茶不思、饭不想，辗转难眠。我每天都很煎熬，持续了一周左右，我决定去北京看诊并治疗。

在北京看门诊时，见到了很多跟我一样的病友，他们说这里的治疗技术很好，术后恢复也好，我紧张焦虑的心情才开始慢慢缓解，我终于觉得“癌症不是不治之症”了，心里也没有这么恐惧了。看完门诊后，医生说可以手术切除，完善检查后就可以住院了，于是我积极配合医生完善术前各项检查，这时候我心里踏实多了，觉得我的治疗终于有了希望。我是比较幸运的，相较于其他病友，我的肿瘤位置距离肛门比较远，不用考虑保肛的问题。手术前，我又开始紧张，担心手术会不会有什么意外，比如大出血、吻合口瘘等，但看到病友们术后两三天都能下地活动，我就又恢复了信心。手术很顺利，医生说我做的是Noses微创手术，出血量很少，基本没有手术切口。听到这个消息，我真是特别高兴，我真是不幸中的万幸，很不幸得了肿瘤，但是很庆幸遇到好的医生，手术完成得这么成功、顺利。术后两天我正常排气排便了，没有出现并发症。医生和护士照顾得很好，护士讲了很多术后的注意事项，我和妻子也都很认真遵守并学习。手术当天晚上，我睡得不太好，之后几天我都睡得很好，休息好了精神也好了，术后5天我就顺利出院了。

出院后，我按照护士发我的饮食指导加强营养，这期间没有任何不舒服，伤口10天左右就看不出来，体重也恢复到术前了。病理报告出来后，主治医生通知我，因为我的肿瘤属于比较早期的，术后不需要放化疗，只需要在术后2年内保证3个月复查1次，第3年到满5年每半年复查1次即可。这真是天大的好消息！这一天我觉得天空都是湛蓝湛蓝的，空气都是甘甜甘甜的。真的很感激帮助我治疗的医生和护士，让我知道肿瘤不是不治之症，癌症也是可以被治愈的。

（二）陪伴父亲的抗癌之路

胃部疾病，一直是笼罩我们家族的一块儿阴云。叔叔55岁被胃癌夺走了生命，其他亲戚朋友也有不少得胃部疾病的。我的父亲也一样，胃病是他的老毛病了，之前检查多是胃溃疡和胀气，3年前在当地医院体检，医生说癌胚抗原（CEA）比较高，没什么太大问题，后来由于疫情，就没再复查。2023年9月，父亲突发胃痛，且排便不成形。这一次的胃痛，持续了很久，我有些担心，心里一直想：“父亲年纪大了，辛苦了半辈子，到了享福的时候，可不能在这个时候身体出毛病啊”。于是，9月11日，我就带父亲去医院复查，医生建议先做胃肠镜。

等待结果的过程分外煎熬，父亲似乎也感觉到了什么，他的眼睛里有一丝不可察的慌乱，尽管他掩饰得很好，但依然被我觉察到了。我和母亲一直安抚他的情绪，最后结果出来了，胃没有问题，但是肠道却发现了问题。医生建议我们再进行病理检测，而且初步推断是直肠的恶性肿瘤。一听到“恶性”两个字，我们都沉默了，这两个字对于一个普通家庭来说简直是晴天霹雳，我心里变得很慌，不知道接下来要怎么办，以前在手机里看到过癌症患者预后都很差，我不知道我父亲的病能不能治好，是早期还是晚期，有没有转移，需不需要放化疗……医生安慰我们不用担心，说等检测结果出来后会尽快确认治疗方案。

命运的天平终究没向我们倾斜，检测结果与初检一样，肠道恶性肿瘤，医生建议尽快手术。为了安抚父亲的情绪，缓解他的压力，我还专门做了假的病理报告，但父亲每次看到大家偷偷背着他讲话，心里还是有些疑虑的，他总是问我们：“做完手术就好了是吧？”，我们也用肯定的语气告诉他：“做完手术就没事了”。每次听到这样的话，父亲总会皱着眉头沉默半晌，然后再长长地舒一口气。经过多方面的考察，为了让父亲有一个好的医疗环境，我们来到了北京，手术需要一大笔钱，术后护理又是一大笔钱。我们的家庭也一般，这些开销随时都可能压垮我们，但相比于父亲的身体健康，这些都不算什么，虽然这些事情都没有告诉父亲，但他却好像什么都知道，有时也曾劝我们放弃治疗，别因为他掏空了整个家庭，我们也只能安慰他，告诉他身体最重要，别的问题都不是问题。我看得出，父亲面对未知的未来是害怕的，我也是。我们在北京忙活了许久，终于住上了院，好在入院以后都按照原定计划进行。这些天听到的最好的消息就是，父亲的肠道肿瘤没有发生转移，这也意味着，康复的概率会大大增加，在医护人员的精心照料下，父亲的状态也渐渐好了起来，每天睡得踏实，脸上也浮现出了久违的笑容。

然而，另一个问题又摆在了我们面前，直肠肿瘤手术需要造瘘，父亲本就是一个传统的人，这样的结果他恐怕难以接受。果然，父亲又变得沉默寡言了，有时还会激动地跟我们说，如果非要走到那一步，他宁可直接回家，再也不治了，我们只好安慰父亲，陪伴他，减轻他的心理负担，告诉他如今万事俱备，就差这临门一脚了，不管怎么样，都比不上一个健康的身体。终于到了手术的日子，满怀忐忑的父亲被推进了手术室，我们的心也跟着提了起来。经过漫长的等待，终于等来了手术成功的消息，紧接着父亲被送到了病房，他看起来非常虚弱，经过了几天的休养，他的精神状态慢慢好起来了，只是因为造瘘的缘故，他偶尔还是会无奈地叹出一口气。时间一天一天过去，医生说父亲术后恢复得还不错，可以出院了。

出院那天，天气出奇的好，蓝色的天空下缀着几片云彩，父亲也很高兴。医生说，只要以后按时吃药，不吃凉的、硬的东西，恢复起来了还是很快的，父亲听得很认真，我们也全都记在心里，经过2个多月的康复，父亲又恢复了往日的活力。作为家里唯一的孩子，虽然这趟北京之行花了很多钱，但父亲的健康终归是得到了保证，至于以后的事情，无非就是压力大一些，只要父母身体健康，做孩子的，干啥都高兴！

（三）走出死亡宣判

当听说自己得了癌症，就像收到宣判死亡的消息一样。以前，自己没想过会得癌症，总觉得这个病和自己没什么关系，现在感觉不久就要离开家人和朋友了，心情非常沉重。

孩子们知道这个消息之后，开始为我寻找最好的医院治疗。孩子同事的父亲也是得的这个病，在北京做的手术非常成功，现在已经术后3年了，复查也没有发现复发或者转移，生活也基本恢复正常。孩子把这个治疗经历告诉我，我心里才稍微缓和一些，知道这个病（直肠癌）如果及时治疗，还是可以活一段时间的，心里有了一些希望。

我以前没做过手术，都是在电视机上看，医生会在手术前和患者和家属说手术成功率啊什么的，电视剧上大部分都是医生从手术室出来说“我们尽力了”，摇摇头，然后家属就开始撕心裂肺地哭了，所以我比较恐惧手术这件事情。虽然术前检查这段时间，孩子一直和我说北京这家医院的医疗水平很高，给我宽心，但我还是有些担心，每天都在祈祷手术一定要顺利，别出意外。最后手术很成功，我心里的石头才算落了地，特别感谢每一位帮助过我的医护人员。

因为我的肿瘤离肛门比较近，手术后到出院前恢复的这段时间，为了不影响术后化疗，医生给我做了造口。虽然手术前知道自己可能会做造口，但是术后真真切切看到腹部上造口的那一刻，心里还是很担心。因为自己缺乏造口这方面的知识，自己不会护理，也不太敢护理，总觉得这个肠子太娇嫩了，怕弄坏了。术后得注意按照要求饮食，不能乱吃，因为吃的种类不对会造成梗阻，又或者吃得不够营养跟不上会影响恢复，每天我都按照出院时候医院给的食谱去做饭。

术后的生活最主要的是造口的护理问题，尤其是刚开始护理不熟练，有一些肠液接触到了皮肤，导致皮肤溃烂，很疼，就更不敢自己处理了。后来在护士的指导下，自己反复尝试，才慢慢熟练了。而且，造口的肠管每天流出来好多肠液，有一次因为自己没有及时补充水分和营养，造成了急性肾衰竭，又去了附近的医院，通过输液才得到了改善。一直等到把造口还纳回去，生活才逐渐恢复正常了。

（四）一波三折

2022年8月我过生日，侄子请我到饭店吃饭喝酒，当天晚上就有点便血，这是第一次，我以为是痔疮犯了，就没太重视。过了半个月，我朋友找我喝酒，我喝了一杯啤酒，喝完之后就便血了，这次比第一次便血量增多了。过了一周，我又开始便血，但这次我没有喝酒。算下来，1个月我便血了3次。10月，朋友建议我做一个直肠镜检查，刚开始我想着自己先买点药吃，但吃完没有效果，血也止不住，然后我觉得不行，得去医院。于是我就到医院做了直肠镜检查，肠镜进去4～5cm就进不去了，然后医生说你这挺严重的，结束检查我就回家了。回家后我给我女儿打了个电话，我女儿在北京生活，她让我去北京做检查看看。

我记得是个周一，当时是Z主任给我做得检查，当时我问医生，我的病还能不能治，他说能治，治的话，也得打开后看看才知道。因为我是个画画的，长期坐着，我问能不能保肛，他说你躺下我给你指诊看一下，检查完他说挺严重。医生说先做检查吧，我就开始一项一项地去检查，检查的过程还是很顺利的，也非常快。检查期间我心里有些紧张害怕，没注意把银行卡、医保卡都弄丢了。银行卡里是我从老家来的时候带的20万元看病钱，我女儿听说了也是着急，当时就有点不太高兴，我说我确实有点慌张，我不知道这个病到底严不严重，我害怕死，这事儿搁谁头上谁不害怕啊。我女儿说，"放心吧，这是中国最好的肿瘤医院了，中国十大医院之一，你可以从网上看，这个医院是最好的，医生也是最好的，再找不着更好的了"。我自己查了查，一看行，那就在这治疗。我的银行卡绑着我的手机银行，所以我就直接到银行取出了现金，存到了姑爷的卡上，然后把该做的检查都做了。

但医保卡丢了，我得回老家补卡，用了差不多一周的时间。回到北京后，我很快就办理了住院，住院后就做手术了。做手术的时候有一段我挺感动的，就是手术完后，我知道是中晚期，一直害怕它转移，手术大夫特意过来跟我说"手术挺成功"，他这句话对于我来说就像吃个定心丸，我听到后就更踏实了。我住了7天院，出院第二天我自己不注意，随便吃了点东西，然后胆囊就感染了，还并发了胆结石，我又回了医院。到了医院后，医院重点检查胆囊，因为做过这个直肠根治手术，急诊医生首先排除手术引发的感染，结直肠外科的值班医生也赶过来了，他说这次感染不是手术的事，按照生命第一的原则先治疗，然后赶快转院，别耽误病程，这让我非常感动。医生给我叫救护车，我就去了中日医院，住了半个月就治好了。那时候是12月，北京疫情非常严重，我在中日医院遇到的医生也很好，他说你还年轻，还需要去肿瘤医院化疗。我当时是61岁，我说61岁了还年轻啊，他说你这60岁也是壮年，不是老年。

北京解封的第一天，我出院了。大夫说明天解封你赶快回去，我就出院坐车回家了。当时我住在丹东凤城，老家还没解封，我尿管还没拔，就在家休息了。后来拔了尿管，排小便排不出来，我就又在我们当地医院又住了1个月，把尿管拔掉了。然后，我就在当地医院进行化疗，那时候因为疫情不方便，尤其是胆囊感染一系列的事儿搞得心态不太好，心里想着哪怕是死了也无所谓，就硬着头皮去本地医院了。然后按照北京医生给我出的治疗方案，太专业的治疗名字我不太懂，吃的药我记得，是卡培他滨联合化疗，一次拿了7盒，每天2次，吃完之后我就能吃饭了，恢复得非常好。

再后来就是6月该复查了，我不想去县城检查，我不放心，想回北京检查。但当时北京温度高、天气热，想等凉快了再去，就又等了3个月。终于在9月又来北京了，我女儿仍然挂的Z主任的号，复查的时候他说没什么大问题。我就问他，我说我过了3个月才化疗的，是不是化疗晚了，他说不晚，我心里踏实了一些。这次复查距离手术已经过去11个月了，这段时间我没有不舒服过，复查没有发现任何问题。当时出院的时候，医生给了我一个诊断证明书，我自己查了一下是中分化癌，还有一块低分化癌，淋巴转移2个，我一看挺严重，很紧张。这次复查没什么问题，我就放心了。

我当时来北京的时候，是奔死来的，觉得肯定没办法治疗了，等来了之后，这一检查说什么毛病没有，我心里特别敞亮，我感觉将来肯定也会恢复得挺好，我有信心。

（五）我的意志战胜了病魔

曾经听说过这样的话，“癌症患者有1/3是吓死的，1/3被过度治疗致死，剩下的1/3的患者在康复中。”思考了很久，我还是想把自己的经历分享给所有癌症患者。

先说我自己的情况吧。在几次大便出血后，我去医院检查被告知是恶性肿瘤。拿着手中沉甸甸的诊断证明，我怎么也没想到厄运会这样降临到我头上。我多么希望这是一个误诊！但是这次老天没能眷顾我，我不敢相信也不想接受，在我的印象里得这个病的都是老年人，我才四十出头，平时身体也很好，还偶尔锻炼，怎么会得这种病？我刚开始在网上搜索关于直肠癌的信息，但网上的信息太多了，而且说法不一，我也不知道自己到底是哪种情况，查的越多，脑子越乱。那天天气很热，我却感受不到一丝暖意。再想想我现在只有四十几岁，家里上有老下有小的，我的责任并未完成，怎么这么快就要离开这个世界呢？知道病情以后，我饱尝了肉体和精神的双重折磨，感情变得相当脆弱，还要面对来自社会不同方面的歧视。这时的我心理防线已经被彻底摧毁了。那些日子母亲老泪纵横，儿子失声痛哭，妻子焦虑忧伤，我更是度日如年，整日以泪洗面，痛定思痛我决定不再让全家为我担忧，干脆来它个置之死地而后生，我决定手术！家里人开始帮我联系医生，联系医院，医生向我详细解释了病情，安慰、鼓励我，我开始慢慢接受了得癌的事实。

最先是做检查，每做一项检查我都在担心会不会查出别的问题，而且检查排队的时间比较长，每天都在担心病情会不会发展，每出来一项检查的结果，我都反复看好多遍，尤其是看到什么囊肿、结节，都很紧张。一方面是担心转移了，另一方面也是担心家属为了让我安心养病不让医生告诉我真实病情。每次询问，医生都不厌其烦给我解释，后来结果都出来了，医生告诉我可以做手术，我一边高兴，一边又开始担心做手术的事，因为听说手术可能会有好多并发症，虽然这个手术在肿瘤医院是常规手术，但是一想到麻醉了之后我就什么都不知道了，不知道还能不能醒过来，我就更加地恐惧了。

手术很顺利，回到病房的时候我又一次看到了主管医生、护士，还有我的家人，我的眼泪一下子就流了出来，手术后就一直躺在床上，当天是不能用枕头、不能翻身的，虽然那时候麻醉的作用还没完全消退，但是能感觉到身上插着一堆管子，我不敢动，怕把这些管子不小心弄掉了。嘴也特别干，想喝水，护士用一块湿纱布盖嘴上面。躺得时间长了，觉得整个后背都像刀割一样疼痛。终于熬过了24小时，医生查房的时候和我说手术很成功、可以翻翻身的时候，心里觉得踏实多了，但是术后这几天是不能吃东西的，看着同病房的其他患者喝水、吃饭，都很馋，但是医生说不排气不能饮水、进食，就天天盼着排气，后来肚子里开始有那种饿的感觉了，然后就排气了，可以小口地喝水，就觉得肚子里好多了。

眼看着情况一天比一天好了，就开始期盼着出院。手术之后有一段时间排便次数比较多，医生说吃不对了会梗阻，所以回家以后每天吃饭是一个大问题，既要保证营养，又要防止肠梗阻，还有就是伤口愈合得有些慢，尤其是有一个之前插引流管的伤口，其他的都长好了，就那个伤口还没长好，而且每天还会流出一些液体，因为这个伤口是通到肚子里边的，就很害怕会感染，后来询问医生才知道是腹腔液，问了医生之后，医生说增强营养，勤换药就行，后来那个伤口才慢慢长好了。

谁都难免遭遇病魔的侵袭，它有时会把你折磨得筋疲力尽，但我们始终要有这样的信心：我们的意志比它更强大，它在我们面前不值一提，有了家人的关怀、朋友的关心、自己的努力，很快你就能战胜病魔，赢得胜利！